U0273481

高血脂

健康管理百问百答

三高专家进社区

许峥嵘 任卫东 主编

化学工业出版社

内容简介

本书分为四篇：基础知识篇、检查与诊断篇、治疗篇、预防与保健篇。特别对高脂血症的最新诊断方法及中西医治疗、饮食调养、运动健身进行了全面系统的介绍。该书内容丰富，方法简便易行，实用性强，是广大高脂血症患者及家属的必备用书，也可作为基层医务人员的参考用书。

图书在版编目（CIP）数据

高血脂健康管理百问百答 / 许峥嵘，任卫东主编
. — 北京：化学工业出版社，2021.11
ISBN 978-7-122-39874-1

Ⅰ.①高…　Ⅱ.①许…②任…　Ⅲ.①高血脂病-防治-问题解答　Ⅳ.①R589.2-44

中国版本图书馆 CIP 数据核字（2021）第 184311 号

责任编辑：李少华　　　　　文字编辑：何　芳
责任校对：宋　玮　　　　　装帧设计：张　辉

出版发行：化学工业出版社
　　　　　（北京市东城区青年湖南街 13 号　邮政编码 100011）
印　　装：大厂聚鑫印刷有限责任公司
850mm×1168mm　1/32　印张 4¾　字数 119 千字
2022 年 1 月北京第 1 版第 1 次印刷

购书咨询：010-64518888　　售后服务：010-64518899
网　　址：http://www.cip.com.cn
凡购买本书，如有缺损质量问题，本社销售中心负责调换。

定　　价：**28.00 元**

编写人员

主　编：许峥嵘　任卫东

副主编：李明霞　宁政君　左丽娟

编　者：胡利梅　蔡　裕　陈雅茹
　　　　刘慧颖　张秋子　邓文娟
　　　　史　丽　谷　君

前言　FOREWORD

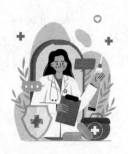

　　大量研究资料表明，血脂异常可加速动脉硬化，是导致冠心病、脑卒中、心肌梗死、心脏猝死的关键因素，有研究显示，人群血胆固醇水平每升高 1%，冠心病发病率就增加 2%～3%。我国成人血脂异常率为 18.6%，血脂异常的人口高达 1.6 亿之多，全球每天因高脂血症引发的心脑血管疾病死亡人数近 3500 人。可见，高脂血症已成为威胁人类健康的"隐形杀手"。在如此庞大的患者群中，能够正确认识高脂血症的人却很少，哪些情况属于血脂异常？胆固醇对健康的影响究竟有多大？许多高脂血症患者认为自己没什么特别不舒服的地方，加上工作繁忙，又不注意日常饮食，天天大吃大喝，于是在不知不觉中造成了严重后果，使生命健康面临着巨大威胁。

　　若想改变这种状态，我们需要对高脂血症有一个科学的认识，从饮食、运动、生活等方面进行调理。同时，要加强对血脂的检查，早期诊断、早期治疗。在临床工作中经常遇到高血脂患者想了解高血脂方面的科普知识却不知该如何选择，为了更好地进行高血脂知识的普及和宣教，我们把高血脂的高频问题进行整理和分类，对高脂血症的发病原因、检查、诊断、治疗、预防保健等方面进行了阐述。其内容深入浅出，便于读者更好地了解防病、治病措施。

　　本书可作为高脂血症患者家庭治疗和自我管理的常备用

书，也可用于关注自身健康的人群。由于时间仓促，专业水平有限，书中存在的不妥和纰漏之处，敬请读者批评指正，以便再版时更正。

编者
2021 年 8 月

目录 CONTENTS

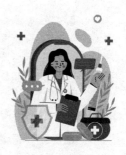

基础知识篇

治疗篇

预防与保健篇

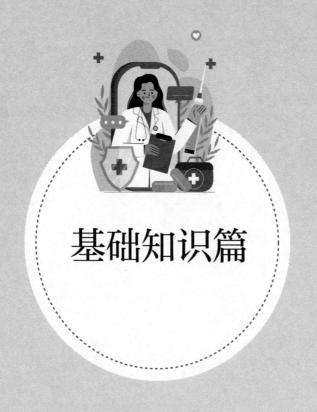

基础知识篇

　　健康，是我们一直追求，一直向往的目标！一个人如果拥有了健康的身体，健康的文化，健康的心理，是非常开心、自豪的事情！如果我们做到了这三点，就是减少了我们人生大道的绊脚石，也就是为我们今后的幸福生活铸造了一个良好的基础。现代人的生活工作压力、不良的饮食习惯、遗传因素等各方面都影响着我们的健康。高血脂，一个常见的词语，但大多数人对高血脂还是一知半解，本篇将分四章内容对血脂及高血脂的相关知识做一概述，以协助广大患者朋友对高血脂有一初步认识，那么就让我们一起揭开高血脂的神秘面纱吧……

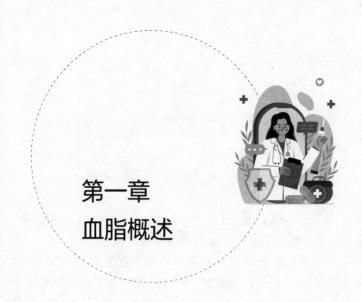

第一章
血脂概述

第一节　什么是血脂?

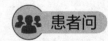

大夫,有好几次我去医院做检查,医生都说需要抽血化验血脂,给我开血脂的检查单,血脂是什么啊?

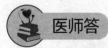

随着生活水平的提高,高脂血症已经成为一种常见的疾病。什么是血脂呢?血脂是血浆中的中性脂肪(甘油三酯)和类脂(磷脂、糖脂、固醇、类固醇)的总称,广泛存在于人体中,它们是生命细胞基础代谢的必需物质。在正常情况下,血脂是血液中必不可少的成分,发挥着极其重要的生理功能。

医院检查的血脂项目包括胆固醇、甘油三酯、低密度脂蛋白胆固醇和高密度脂蛋白胆固醇。如果做血脂全套的话,还包括载脂蛋

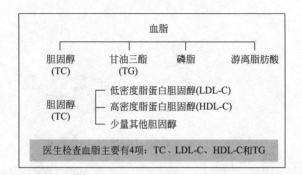

白和脱脂转化酶（LPA）等项目。大家非常关注的一个是总胆固醇，一个是甘油三酯，还有一个是低密度脂蛋白胆固醇。

现在随着健康知识的增多，大家对低密度脂蛋白胆固醇很关注，很多医院也会给出一个参考值，主要是看升高了还是降低了，但是在有些医院低密度脂蛋白胆固醇这个指标没有给出一个明确的参考值，因为不同人的要求水平不一样，比如正常人，没有高血压没有糖尿病没有冠心病，那么它的参考值要高一些，一般是3.5mmol/L，对于有高血压或者糖尿病的要低一些，2.6mmol/L，有冠心病或者有心肌梗死的患者，参考值更低，要低于1.8mmol/L。所以不同的人群要求是不一样的，具体需要由医生来进行判断。

第二节　血脂的作用有哪些?

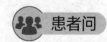

　　大夫，好多人都说血脂高对身体有许多坏处，到底血脂对身体起什么作用呢？

　　甘油三酯、磷脂、胆固醇和非游离脂肪酸等各种血脂都有其不

同的生理功能，了解其生理功能对全面认识血脂有非常重要的意义。下面简单介绍几种血脂的生理功能。

（1）胆固醇　人体必需的脂肪，存在于血液和体内细胞中。适当的胆固醇可以维持生命活动，促进人体的发育，一方面它是合成胆汁酸、甾体激素及维生素等的原料，参与体内正常代谢；另一方面，它又是构成细胞膜的主要成分之一，具有维持细胞膜的通透性及正常代谢的功能。

（2）甘油三酯（三酰甘油）　甘油三酯被转运到所需的部位，在特殊情况下为其生命活动提供能量，剩余部分则以脂肪的形式储存于机体。当人体需要脂肪供热的时候，脂肪组织中的甘油水解，热量释放出来，脂肪酸和血浆蛋白结合为脂蛋白，供细胞、组织和器官使用。

（3）磷脂　细胞膜的组成部分，对脂肪的吸收、转运和储存有着极其重要的作用。

（4）非游离脂肪酸　有多种存在形式，其中的饱和脂肪酸可促进体内胆固醇的合成，不饱和脂肪酸则可明显降低血液中胆固醇的水平。

第三节　血脂的来源有哪些？

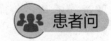

大夫，现在人们生活水平提高了，每天大鱼大肉的，吃得好，运动少，是不是血脂都是吃出来的？

血脂的来源不外乎两条途径，即外源性途径和内源性途径。

（1）外源性　例如奶油、蛋黄、动物的脑组织和内脏（尤其是肝脏）以及脂肪丰富的鱼肉类等富含胆固醇的食物，进入人体经肠道吸收。人们早已知道，只有动物食品才含有胆固醇，植物食品是不含胆固醇的。所以饮食是影响血胆固醇水平的重要因素。

（2）内源性　人体内大部分胆固醇是在体内自身合成的，例如甘油三酯在肝脏中合成，胆固醇主要在肝脏中和小肠黏膜上合成。

肝脏和小肠是合成甘油三酯的主要场所，肝脏的合成能力最强，但不储存甘油三酯，合成后即入血中。脂肪组织，如皮下脂肪及肌肉之间的脂肪等，也是合成甘油三酯的重要部位。

肝脏是胆固醇的主要合成部位，胆固醇合成的原料像甘油三酯一样主要来自于糖的分解，其次来源于食物脂肪和体内脂肪的分解。虽然人体甘油三酯、胆固醇主要靠自身合成，但食物的影响不容忽视，毕竟它们的合成需要原料。

外源性和内源性这两种途径相互制约。在正常情况下，当我们摄入大量的高脂肪、高胆固醇食物的时候，食物进入肠道，就会造成肠道内的血脂水平上升；而此时，内源性脂肪就会受抑制，肝脏合成脂肪的分泌量就会减少，使血脂的浓度相对平衡。相反，如果减少外源性脂肪的摄入，人体的内源性脂肪就会增加，就避免了人体内血脂水平偏低的情况，这样使人体的血脂水平始终保持在平衡、正常的状态。

当机体肝代谢紊乱时，进食高脂肪的食物，就会导致血脂浓度持续增高，久而久之，就会引起血管系统和其他脏器的严重病变。

第四节　血液中甘油三酯和胆固醇的去路有哪些？

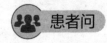

大夫，不管是外源性吃进来的还是内源性自己合成的，那么多的甘油三酯和胆固醇都去哪儿了呢？

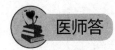

甘油三酯是人体内含量最多的脂类，大部分组织均可以利用甘油三酯分解产物供给能量，同时肝脏、脂肪等组织还可以进行甘油三酯的合成，在脂肪组织中贮存。脂肪组织中的脂肪被脂肪酶逐步水解为游离脂肪酸和甘油并释放入血以供其他组织氧化利用的过程称为脂肪动员。

甘油三酯的分解代谢：①甘油在肝、肾、肠等组织中甘油激酶的催化下转变为 3-磷酸甘油，脱氢生成磷酸二羟丙酮，沿糖酵解途径分解代谢或经糖异生作用转变为糖。②血液中甘油三酯进入脂肪细胞，或储存或经酶的水解释放出游离脂肪酸和甘油运到全身各组织，脂肪酸氧化分解供能。脂肪酸氧化的主要方式为 β-氧化。③酮体即乙酰乙酸、β-羟丁酸、丙酮三者的统称。HMG-CoA 合成酶是酮体合成的关键酶。合成酮体是肝脏特有的功能，酮体是肝输出能源的一种形式。酮体的利用可减少肝外组织对血糖的摄取，维持血糖恒定作用。所以说人体内甘油三酯分解成甘油和脂肪酸后氧化分解是能够为机体提供能量的。

一般情况下，人体先由葡萄糖提供能量，在葡糖糖不足时，比如长期饥饿、寒冷时，脂肪组织中的甘油三酯被分解为脂肪酸、甘油，并转变为葡萄糖。也就是动员储存的脂肪来为机体提供能量，于是人也就消瘦了。

胆固醇在体内的转化主要有以下几方面：①胆固醇由高密度脂蛋白（HDL）携带进入肝脏形成胆汁酸排出体外，是胆固醇在体内代谢的主要去路，胆汁酸对脂肪的消化有重要作用。②转化为类固醇激素：胆固醇是肾上腺皮质、睾丸、卵巢等内分泌腺合成和分泌类固醇激素的原料。③转化为 7-脱氢胆固醇：在皮肤，胆固醇可被氧化为 7-脱氢胆固醇，后者经紫外线照射转变为维生素 D。维生素 D_3 在肝细胞微粒体经 25-羟化酶催化生成 25-羟维生素 D_3，后者经血液转运至肾，再经 1α-羟化酶催化形成具有活性形式的 1,25-二羟

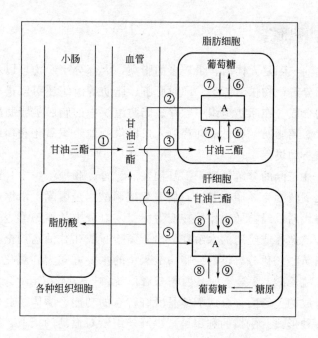

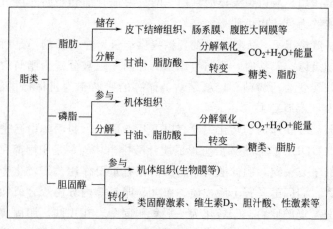

维生素 D_3，具有调节钙磷代谢的作用。

第五节 影响血脂测定结果的因素有哪些?

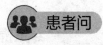

看来血脂的学问真不浅啊!大夫,在医院检测血脂时,有哪些因素会影响血脂测定结果呢?

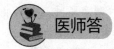

影响血脂准确测定的因素很多,如标本的来源、测定方法、仪器和试剂等,其中分析测定之前的因素对结果的影响往往被忽视,应该引起大家关注,主要包括以下四个方面。

(1)生物学因素 包括个体、性别、年龄和种族等。例如一部分患者,尤其是老年人,他们血脂的含量比年轻人要高很多,这与身体内分泌功能减退有很大的关系,也有一部分患者是家族遗传性的,一般而言,有血脂代谢异常家族史者后代出现血脂异常的概率较大。因此,对于这一人群应经常检查血脂,平日注意环境因素对血脂代谢的影响。

(2)行为因素 包括饮食不合理、长期吸烟、紧张、饮酒、饮咖啡、作息不规律、缺乏体育锻炼、摄入过多高能量食物等。其中饮食因素是最常见的因素,尤其是一些患者长期食用胆固醇含量比较高的食物,还有碳水化合物和蛋白质比较多的食物,这样的患者可能会引起高脂血症的情况。缺少体力活动和体育锻炼也是一个重要的原因,很多不爱运动的人不坚持体育锻炼,这样的患者血脂也是非常容易升高的。

(3)临床因素 包括一些疾病或者是药物因素引起的,例如内分泌或代谢性疾病、糖尿病、肾脏疾病、肝脏疾病等,还有一些抗高血压药、免疫抑制药和性激素等药物诱导,会因为代谢紊乱,从而出现高脂血症的情况。

（4）标本因素　包括禁食状态、血液浓缩、抗凝药与防腐剂、毛细血管与静脉血标本的收集、储存与处理等。

专家提示

如何避免影响因素而准确检测血脂？

有血脂代谢异常家族史者后代应经常检查血脂。

紧张的情绪可升高血清 TC、TG 的水平。检测血脂时应避免剧烈运动及强烈情绪波动，女性应避开月经期和妊娠期。

随年龄增加血清 TC 和 TG 水平也升高，60～70 岁以后升高的趋势逐渐减少。

绝经前妇女的血清 HDL-C 水平高于同龄男性；TC 低于男性；绝经后，同龄的两性 HDL-C 水平相似，女性的血清 TC 水平高于男性。

血脂受季节影响，血清 TC、TG 在冬季达高峰而在夏季降低，男性 TC 的季节性变化明显，女性 TG 的季节性变化明显。

血脂要求空腹 12h 采血。一般晚餐后，除饮水外，不可进食其他食物。检测前 4d 避免摄入过量高脂肪、高胆固醇和高糖食品，保持清淡饮食，不宜喝浓茶、可乐、咖啡等，不饮酒。

抽血时手臂肘前静脉上端压脉带结扎时间不要超过 1min。

第六节　什么是甘油三酯，其体内浓度受哪些因素的影响？

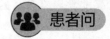

大夫，不同血脂项目的意义不同，甘油三酯是不是受饮食影响最大啊？

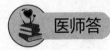 医师答

甘油三酯大部分是从饮食中获得的，只有少部分是人体自身合成的。当进食大量脂肪类，尤其是动物脂肪食品后，可测得体内甘油三酯水平明显升高；而过多的碳水化合物，尤其是加工精细的粮食进入人体后，则引起血糖升高，合成更多的甘油三酯。另外，饮酒可以刺激甘油三酯的加速合成。

甘油三酯是 3 分子长链脂肪酸和甘油形成的脂肪分子，是人体内含量最多的脂类，大部分组织均可以利用甘油三酯分解产物供给能量，同时肝脏、脂肪等组织还可以进行甘油三酯的合成，在脂肪组织中贮存。

甘油三酯偏高的原因在临床上可分为原发性和继发性两种，原发性甘油三酯高常见于遗传，而继发性则多继发于糖尿病、肾病综合征、甲状腺功能减退症等；也可继发于不良的生活习惯如高脂饮食、烟、酒等。

甘油三酯降低见于低脂蛋白血症、营养吸收不良、甲状腺功能亢进症、甲状旁腺功能亢进症，还可见于过度饥饿、运动等。

第七节　什么是总胆固醇，其体内浓度受哪些因素的影响？

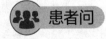 患者问

大夫，通过您的讲解，我基本理解了血脂的概念。胆固醇分好几种，各种胆固醇也像甘油三酯一样，受饮食影响最大吗？

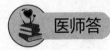 医师答

血清总胆固醇（TC）是指血清中各类脂蛋白所含胆固醇（包

括游离胆固醇和胆固醇酯）的总和，即极低密度脂蛋白胆固醇（VLDL-C）、低密度脂蛋白胆固醇（LDL-C）、高密度脂蛋白胆固醇（HDL-C）中胆固醇的总和。人体中胆固醇的总量大约占体重的0.2%。每100g组织中，骨质约含10mg，骨骼肌约含100mg，内脏含150～250mg，肝脏和皮肤含量稍高约300mg，脑和神经组织中含量最高，约含2g，其总量约占全身总量的1/4。

影响胆固醇水平的因素较多，跟我们日常生活息息相关的有以下几项。

（1）饮食　胆固醇在膳食中主要存在于动物性食品中，植物性食物中则含量甚少或无。在动物性食品中，也因品种、部位不同而含量差别甚大。瘦肉中含量较少，而在内脏中含量甚为丰富。

此外，多吃蔬菜和水果，增加植物纤维也是影响胆固醇水平的重要因素。植物纤维能促进肠道蠕动，增进消化，增加排便量，缩短食物在肠道的停留时间，减少胆固醇在肠道吸收，从而有利于控制和降低血中的胆固醇水平。

（2）运动　据报道，运动不仅能降低血中胆固醇水平，还可以改善胆固醇的类型，降低"坏胆固醇"，提高"好胆固醇"。运动加速和增强了机体对低密度脂蛋白的分解代谢过程，减少其在血管壁上的沉积机会，从而有利身体健康。

（3）心理　长期以来，人们没有注意到心理因素对胆固醇水平的影响，殊不知，心理紧张、精神压力也可制造内生的胆固醇。反过来，胆固醇水平的高低又会影响人们的心理和行为状况。

（4）遗传　研究表明，一个人血中胆固醇水平高低，除膳食等因素外，还明显受遗传因素的影响。

第八节　是不是胆固醇越低越好？

大夫，看来血脂各项目都是非常重要的，周围高血脂的人特别多，

我觉得胆固醇低一些应该更好，是不是越低越好啊？

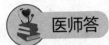 医师答

胆固醇主要存在于血液和体内细胞中，是用于合成人体内的甾体激素、胆酸和维生素 D 的重要物质，也是构成细胞膜的成分，适量的胆固醇可以维持生命活动，促进人体的发育，它具有不可缺少的重要作用，胆固醇水平过低会影响人体正常生理功能，甚至引起其他疾病。胆固醇浓度若高于一定范围，就会对机体造成危害，最大的危害就是可能引起动脉粥样硬化症和冠心病。

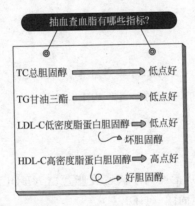

所以，摄入体内的胆固醇数量要适中，不能过低，也不能过量，任何片面的观点和措施，如盲目的多食和忌食含有胆固醇的食物都是不可取的。

第九节 什么是"坏胆固醇"？

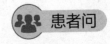 患者问

大夫，胆固醇水平受到饮食、运动、遗传等多个因素影响，并且胆固醇又分为好几种，那您所说的"胆固醇"有好坏之分吗？

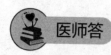

胆固醇有好坏之分，"坏胆固醇"是指血清中低密度脂蛋白（LDL）内所含有的血清低密度脂蛋白胆固醇（LDL-C）。其中的胆固醇含量占胆固醇总量的 60%～65%，故目前认为，血清 LDL 的量是通过 LDL-C 浓度来反映。临床上以测定 LDL-C 的浓度代表 LDL 的水平。

第十节　什么是"好胆固醇"？

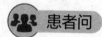

大夫，想不到您说的胆固醇竟然真有好坏之分啊！没想到胆固醇也有好的和坏的啊！那好的胆固醇是什么呢？

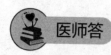

"好胆固醇"是指血清中高密度脂蛋白（HDL）中所含有的血清高密度脂蛋白胆固醇（HDL-C）。

由于高密度脂蛋白（HDL）所含成分较多，临床上目前尚无方法检测 HDL 的量，其量的检测只能通过检测其所含胆固醇的量，间接了解血清中 HDL 的量。一般来说，血清胆固醇含量的 1/4～1/3 由 HDL 所携带。

第十一节　什么是脂蛋白？

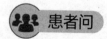

大夫，血脂报告单里面胆固醇后面都有"脂蛋白"这三个字，我

不明白脂蛋白是什么啊？

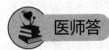

　　脂蛋白是一种球状的微粒，由富含胆固醇、甘油三酯的疏水性内核和蛋白质、磷脂、胆固醇组成的外壳构成。脂蛋白的核心成分是甘油三酯，周围包绕一层磷脂以及蛋白质的分子。脂蛋白为血浆中不溶性脂类的载体，与蛋白质结合在一起形成脂质-蛋白质复合物。脂蛋白主要具有包装、储存、运输和代谢等重要作用，可以理解为脂蛋白就是一种载货的货车。

　　临床上，脂蛋白代谢异常与动脉硬化症、糖尿病、肥胖症以及肿瘤发生都有密切的关系。

　　人体脂蛋白大体可分为乳糜微粒、极低密度脂蛋白、低密度脂蛋白、高密度脂蛋白。

　　脂蛋白是血脂在血液中存在、转运及代谢的形式，检查脂蛋白不仅可以了解血脂的质与量，也能对其生物功能进行分析。

第十二节　什么是磷脂？

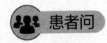

　　大夫，孩子给我买的保健品，名称是大豆卵磷脂，那么磷脂是什么呢？

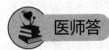

　　磷脂也称磷脂类、磷脂质，是含有磷酸根的类脂化合物，属于复合脂。磷脂是生命的基础物质细胞膜的重要组成部分，它由卵磷脂、肌醇磷脂、脑磷脂等组成，这些磷脂成分分别对人体的各部位和各器官有着相应的功能。

机体中主要含有两大类磷脂，由甘油构成的磷脂称为甘油磷脂；由神经鞘氨醇构成的磷脂称为鞘磷脂。磷脂为两性分子，一端为亲水的含氮或磷的头，另一端为疏水（亲油）的长烃基链。由于此原因，磷脂分子亲水端相互靠近，疏水端相互靠近，常与蛋白质、糖脂、胆固醇等其他分子共同构成磷脂双分子层，即细胞膜的结构。

 知识链接

磷脂的来源

动物磷脂主要来源于蛋黄、牛奶、动物体脑组织、肝脏、肾脏及肌肉组织部分。

植物磷脂主要存在于油料种子中，且大部分存在于胶体相内，并与蛋白质、糖类、脂肪酸、菌醇、维生素等物质以结合状态存在，是一类重要的油脂伴随物。

在制油过程中，磷脂随油而出，毛油中磷脂含量以大豆毛油含量最高，所以大豆磷脂是最重要的植物磷脂来源。

花生、蛋黄、黄豆、谷类、鱼、肝脏、红花籽油、玉米油、向日葵油中都含有一定的磷脂。但磷脂含量较高的是大豆、蛋黄和动物肝脏。

第十三节　什么是载脂蛋白？

大夫，我的血脂检查结果报告中除了几种胆固醇和甘油三酯以外，还有好几项是"载脂蛋白"，这是什么检查呢？

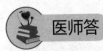

医师答

　　载脂蛋白是血浆脂蛋白中的蛋白质部分，是能够结合和运输血脂到机体各组织进行代谢及利用的蛋白质。大量研究发现，载脂蛋白基因发生突变会形成不同等位基因型多态性，并进一步形成不同表现的载脂蛋白，可影响血脂代谢和利用，从而影响高脂血症、动脉粥样硬化、心脑血管疾病发生和发展。

　　载脂蛋白临床上分为 A、B、C、D、E 五类，主要在肝（部分在小肠）合成，载脂蛋白是构成血浆脂蛋白的重要组分，其中常用的是载脂蛋白 A。载脂蛋白 A（ApoA）可分为 ApoA Ⅰ、ApoAⅡ、ApoAⅣ。ApoA Ⅰ 和 ApoAⅡ大多分布在 HDL 中，是 HDL 的主要载脂蛋白。

　　载脂蛋白 A 是构成人体高密度脂蛋白的主要结构蛋白，因为载脂蛋白 A 可以有效清除组织中的脂质，有对抗动脉粥样硬化的作用。载脂蛋白 B 存在于低密度脂蛋白的表面，细胞识别和摄取 LDL 主要通过识别载脂蛋白 B 实现。

知识链接

载脂蛋白 A 与疾病

　　在临床上，通过测定载脂蛋白 A 的浓度可以对是否容易发生冠心病以及是否容易发生动脉粥样硬化进行早期评估。载脂蛋白 A 浓度偏高，患者发生冠心病的概率明显减少。如果载脂蛋白 A 浓度降低，可见于家族性的载脂蛋白 A 缺乏症。另外，当有急性心肌梗死、糖尿病、慢性肝病时，载脂蛋白 A 的浓度也会出现明显减低。

第十四节　什么人需要定期检查血脂?

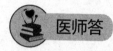

　　大夫,看来血脂非常重要,是不是我们每个人都需要检查血脂,或者说什么人才需要去医院检查血脂呢?

　　大量研究资料表明,血脂异常是诱发冠心病、心肌梗死、心脏性猝死和缺血性脑卒中的危险因素之一。有研究显示,人群血胆固醇水平每升高 1%,冠心病发病率就增加 2%~3%。那么,如果出现以下情况就需要定期检查血脂。

　　① 经常出现头晕、头痛、失眠、健忘、胸闷气短、记忆力减退、注意力不集中以及体形肥胖、四肢沉重或肢体麻木者。

　　② 已患冠心病、脑血管病或周围动脉粥样硬化疾病者。

　　③ 高血压、糖尿病、肥胖症患者,或每天吸烟 25 支以上者。

　　④ 直系亲属中有冠心病、动脉粥样硬化、高脂血症病史者。

　　⑤ 有睑黄疣者。睑黄疣好发于眼睑,手触时很柔软;外观呈橘黄色丘疹或斑块状,粟粒状至 1 分硬币大小,单个或多个。多见于肝胆疾病或心血管疾病患者。

　　⑥ 40 岁以上的男性或绝经后的妇女。

第二章
高脂血症概述

第一节 什么是高脂血症?

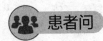

大夫,我在医院看病后,医生给我的诊断是"高脂血症",这也算一种疾病吗?

医师答

高脂血症是指脂肪代谢或者运转异常使人体血液中的脂类含量超过正常浓度。由于血浆脂质为脂溶性物质,在血液中与蛋白质结合,成为水溶性的复合物才能运转全身,所以又称高脂蛋白血症,表现为血中胆固醇和(或)甘油三酯过高或高密度脂蛋白过低。

高脂血症是常见病、多发病,该病对身体的损害是隐匿、逐渐、进行性和全身性的,它的直接损害是加速全身动脉粥样硬化,对机体多个器官产生损害,常以心、脑及外周血管性疾病如动脉粥

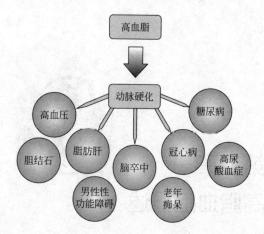

样硬化、冠心病、胰腺炎等为结局。因此高脂血症常常是导致心脑血管疾病的元凶。

高脂血症可以防治，长期调脂治疗可以减少冠心病、心绞痛、心肌梗死、脑卒中的发生率和死亡率，以及减少糖尿病的致残率。

第二节 高脂血症的分类有哪些?

 患者问

大夫，血脂检测结果有那么多项目，有好坏之分，检测结果异常就是高脂血症，那么，高脂血症应该分很多种类吧，该怎么区分呢?

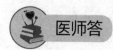 **医师答**

根据血清胆固醇和甘油三酯的检测结果，通常将高脂血症分为下列四种类型。

分类	检测结果
高胆固醇血症	仅胆固醇增高，超过 5.72mmol/L

分类	检测结果
高甘油三酯血症	仅甘油三酯增高,超过 1.70mmol/L
混合型高脂血症	胆固醇和甘油三酯都增高,即胆固醇超过 5.72mmol/L, 甘油三酯超过 1.70mmol/L
低高密度脂蛋白血症	高密度脂蛋白胆固醇(即好胆固醇)含量降低,小于 0.9mmol/L

根据发病原因的不同可分为原发性高脂血症和继发性高脂血症。

(1)原发性高脂血症 与遗传有关,多因先天性基因缺陷所致,例如,低密度脂蛋白受体基因缺陷引起的家族性高胆固醇血症等;也有部分原发性高脂血症患者的病因尚不明确。

(2)继发性高脂血症 是由全身系统性疾病引起,其中包括糖尿病、肾病综合征、肾衰竭、胰腺炎、肥胖、痛风、酒精中毒等。

第三节 高脂血症的发病机制有哪些?

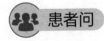

大夫,我认为高脂血症就是"吃出来的"疾病,从西医的角度看,高脂血症是因为什么发生的呢?

医师答

高脂血症的发病机制有以下四个方面。

一是由于生理或病理的原因引起激素(如胰岛素、甲状腺激素、肾上腺皮质激素等)的改变及代谢(尤其是糖代谢)的异常,或者胆固醇和动物脂肪摄入过多引起血浆中脂质浓度增高。

二是由于糖类摄入过多,影响胰岛素分泌,加速肝脏极低密度脂蛋白的合成，引起血中甘油三酯增多。

三是先天性缺陷，发生在细胞水平上，表现为细胞表面脂蛋白受体缺陷以及细胞内某些酶的缺陷。

四是可能发生在脂蛋白或载脂蛋白分子上，多由于基因缺陷所引起。

第四节　高血脂就是高脂血症?

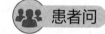

大夫，我 57 岁，平时做饭偏油，喜欢吃肉和咸菜，也喜欢吃油炸食物，最近常常感觉头晕，于是就去门诊看病，等取药时我见到病历本上和处方上写着诊断"高脂血症"，这跟高血脂是一回事儿吗?

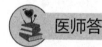

在生活中或在一些报刊中，常出现高血脂和高脂血症两个词，让人以为是两种病，其实说的是同一种病，是由于血液内脂肪浓度增高而形成的，时间长了会导致血管硬化、冠心病、脑梗死等疾病的发生。

另外，高脂血症和血脂异常不是一个概念，血脂异常不等同于高脂血症。高脂血症指胆固醇、甘油三酯单项或两项皆升高，而血脂异常既包括各种血脂组分的升高，也包含高密度脂蛋白胆固醇的降低，是所有脂质代谢紊乱的总称。人们往往知道血脂升高容易引起心血管病，而对低脂血症的意义并不熟悉。实际上，某些脂质成分的降低同样可导致心血管疾病，如血脂降低的高密度脂蛋白血症。

专家提示

高血脂就是甘油三酯高吗？

很多人认为高血脂就是甘油三酯高，降血脂也就是降甘油三酯，这种认识也是不正确的。

血脂是对血中所含脂质的总称，其中主要包括胆固醇和甘油三酯。研究证明，甘油三酯的增加未能显示与冠心病、缺血性心血管病的相对风险增加相关；相反，引起严重危害的主要是胆固醇异常，尤其是低密度脂蛋白过高，如果血液中有过多的低密度脂蛋白，沉积于动脉血管壁，就会形成粥样斑块，有斑块的血管狭窄或破裂就会直接导致急性心梗、脑卒中甚至猝死。因此，低密度脂蛋白胆固醇也是目前最重要的血脂检测指标。

第五节　高脂血症的危害有哪些？

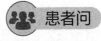

大夫，我基本了解高血脂了，看来我们大多数人都需要重视血脂，那麻烦大夫具体给我们讲讲高脂血症有哪些危害吧？

医师答

高脂血症最重要的也是最直接的损害是加速全身动脉粥样硬化，因为全身的重要器官都要依靠动脉供血、供氧，一旦动脉被粥样斑块堵塞，就会导致严重后果。而高脂蛋白血症是动脉粥样硬化的主要原因。当人体内由于各种因素导致血脂多于机体的需要时，胆固醇等就会沉积在血管壁上，逐渐引起血管硬化和狭窄。这是一个缓慢的过程，患者在很长一段时间内可以没有任何症状，但当堆积在血管壁上的脂肪达到一定量，量变引起质变，该血管供应的相应器官就会因为缺血而产生病变。

在心脏，可以引起冠心病、急性心肌梗死；在脑动脉，可以引起脑供血不足、脑梗死、脑栓塞；在肾脏，可以引起肾动脉硬化乃至狭窄、肾功能衰竭、尿毒症、顽固性高血压；在下肢动脉，可以引起下肢动脉硬化乃至狭窄，表现出间歇性跛行或下肢动脉闭塞、坏死。

知识链接

高血脂会引起听力下降吗？

医学专家在研究中发现，血脂高低与听力的关系十分密切。血脂过高时，会造成内耳脂质的沉积，过氧化脂质增加，直接导致内耳细胞损伤，血管萎缩，进而引起听力减退甚至耳聋。此外，高血脂还会使血液的黏滞度增加，易发生动脉粥样硬化，内耳动脉血流缓慢、供血不足，引起内耳微循环发生障碍，进而影响内耳听力。

第六节　高脂血症的并发症有哪些？

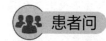

大夫，高脂血症最重要的也是最直接的损害是加速全身动脉粥样硬化，从而影响身体多个脏器，假如一个人患有高脂血症，他可能会出现什么并发症呢？

高脂血症的根本影响是全身动脉粥样硬化，从而引起重要器官

受累，会出现以下并发症。

（1）冠心病　血浆胆固醇尤其是低密度脂蛋白胆固醇水平的升高是导致冠心病的最重要因素。据人群流行病学调查表明，低密度脂蛋白水平增高具有致动脉粥样硬化和心肌缺血的作用。研究发现低密度脂蛋白水平（或总胆固醇水平）与冠心病的发病率直接相关。在患有冠心病的人群中，若再次发生心血管事件，多半也是低密度脂蛋白水平升高所致。可见，胆固醇高不但会诱发高血脂，还会诱发冠心病。所以说，高血脂患者胆固醇水平过高，易引发动脉粥样硬化和冠心病。

（2）高血压　收缩压超过 140mmHg 和（或）舒张压超过 90mmHg 即为高血压，收缩压、舒张压中的任一数值超过正常值都会被诊断为高血压。由于高脂血症患者血液中的胆固醇和甘油三酯较多，所以易发生动脉硬化，同时还容易引发高血压。如果患有动脉硬化，血管失去弹性，导致血管内腔变窄，高血压就会严重。

（3）动脉粥样硬化　在动脉粥样硬化患者的检测中发现，其血清胆固醇和甘油三酯水平升高，高密度脂蛋白胆固醇值降低。在动脉粥样硬化的初期，首先是内皮细胞受到损害，血脂升高，导致其沉积于动脉壁内皮下。其中有一部分脂质可能参加过氧化，并参与损害内皮细胞，这种脂蛋白过氧化作用与动脉粥样硬化的发生和发展密切相关。由此可见，高血脂在动脉粥样硬化的发生和发展中起到了非常重要的推动作用。

（4）糖尿病　是指胰岛素长时间不能充分发挥作用、血液中葡萄糖（血糖）增多、血糖值上升的状态。胰岛素是将葡萄糖转化为能量的激素。糖尿病患者的胰岛素作用减弱，导致血液中的乳糜微粒和 VLDL 不能被分解，引发高脂血症或使其恶化。

（5）脂肪肝　脂肪肝患者中可见各种类型的高脂血症，最常见的是高甘油三酯血症，患者同时还伴有肥胖和糖尿病。一般来说，不伴有肥胖和糖尿病的高胆固醇血症对脂肪肝的影响远远低于高甘油三酯血症。当肥胖、糖尿病和高血脂等因素并存时，极易诱发脂肪性肝炎、肝硬化。

（6）甲状腺功能减退症　甲状腺素既能促成肝脏中胆固醇的合成，又能促进胆固醇的代谢产物从胆汁中排泄出来。甲状腺素不足或者减退时，胆固醇的合成与降解功能降低，血液中总胆固醇的浓度会升高，患者出现高胆固醇血症。但高甘油三酯症较少见。低密度脂蛋白与甲状腺素水平呈负相关，与促甲状腺激素水平呈正相关，所以低密度脂蛋白可以作为甲状腺功能的指标。

（7）肥胖　肥胖症会促进高脂血症。肥胖症患者体内有很厚的脂肪细胞。而脂肪细胞会释放出一种游离脂肪酸，这种游离脂肪酸是生成甘油三酯的原料。借助这种游离脂肪酸，肝内合成甘油三酯和 VLDL 的活动就会变得很活跃。所以，肥胖越严重，血液中的甘油三酯越多，人就容易得高脂血症。

（8）肾病　高脂血症具有代表性的肾病并发症是肾病综合征。这是由于大量蛋白质进入尿液被排泄出去，导致血液中蛋白质减少引起水肿的疾病。如果患了肾病综合征，为了补给血液中减少的蛋白质，肝内的蛋白质合成就会变得活跃，血液中的胆固醇就会增加，引发高脂血症。

第七节　高脂血症会引发痛风吗？

大夫，高脂血症跟高血压、糖尿病、脂肪肝、心脑血管疾病都有关系，那高脂血症跟尿酸有关系吗，高脂血症会引起痛风吗？

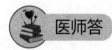

高脂血症是血液中胆固醇和甘油三酯过高的病症。痛风是指血液中尿酸增加，引起高尿酸血症，尿酸在足、手指等关节处形成结

晶，引起炎症，导致剧痛。

所以，高脂血症和高尿酸血症的发病原因不同，不能说高脂血症会直接引发高尿酸血症，诱发痛风。

但是，很多高脂血症患者会并发痛风。这是因为，肥胖导致胰岛素作用减弱（胰岛素抵抗），甘油三酯升高，从肾排泄的尿酸量减少。也就是说，由于高脂血症和高尿酸血症都是由饮食过量、饮酒过度、运动不足等不良生活习惯造成的，患高脂血症时，尿酸也会增加，容易并发高尿酸血症。

所以，并不是说高脂血症是痛风发作的原因，而是因为人体已经处于易并发痛风的状态，所以才可能出现痛风。

第八节　高脂血症是严重的疾病吗？

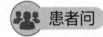

大夫，很多人都存在高脂血症，感觉这种疾病非常常见，那到底高脂血症是严重的疾病吗？

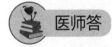

随着生活水平的提高，高脂血症患病率逐渐升高，大约每 5 个人就有一个高脂血症。

高脂血症比较隐匿，几乎没有什么特异的症状，有时会有头晕乏力、健忘失眠、胸闷等症状，常与其他疾病的症状混淆，甚至有时没有症状。高脂血症最大的危害正源于此，它在不知不觉中破坏你的血管和器官。高脂血症能够引起全身的动脉粥样硬化，从而导致冠心病、脑卒中和周围血管疾病等，也会引起脂肪肝和急性胰腺炎等。通过生活方式干预和药物治疗可以有效控制高脂血症，从而降低心血管疾病、胰腺炎和脂肪肝等的风险。

第九节　高脂血症好发于哪些人群?

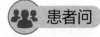

大夫,我们现在的生活方式确实存在很多影响健康的不良习惯,但是也不至于人人都有高脂血症,所以我想了解一下,哪些人群更容易得高脂血症呢?

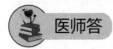 医师答

随着经济的发展,国民的饮食结构和生活方式发生了变化,不健康的生活方式已经相当普遍,这会导致高脂血症的发生风险明显增加。以下几种人更容易患高脂血症。

(1)肥胖者和高脂肪饮食者　一是热量摄入过多,二是结构不合理,油、盐、肉、蛋摄入过多,蔬菜、水果和五谷杂粮摄入不足。超重、肥胖和糖尿病的患病率显著增高,我国人民胆固醇水平持续增高,随之而来的是血脂异常的发病率不断升高。据研究,肥胖者血浆游离脂肪酸升高,血清胆固醇、甘油三酯等血脂成分普遍升高。体重增加可引起胆固醇和甘油三酯水平升高,使高密度脂蛋白水平降低。

(2)老年人　据调查,老年人的血脂水平高于年轻人。例如,中国的一项调查表明大部分地区55~64岁人群血清胆固醇平均水平略高于55岁以下人群平均水平。亚洲心血管合作研究表明,无论男性还是女性,55~64岁和65~74岁人群胆固醇水平稍高于35~44岁和45~54岁人群。老年人高脂血症的患病率偏高。

(3)某些疾病的患者　患有糖尿病、肾病综合征和甲状腺功能减退症的患者,血脂水平升高。

(4)绝经后的女性　绝经前女性患高脂血症和冠心病的概率要低于男性。但是绝经后,体内的"坏胆固醇"逐渐增多,"好胆固醇"减少,患病人群会明显超过男性。

（5）吸烟酗酒的人 长期吸烟酗酒的人，其摄入的尼古丁、乙醇等有害物质会逐渐损伤血管细胞，使上皮细胞间隙增大。这样就会使血脂在血管中蓄积，形成动脉粥样硬化等一系列疾病，同时增加"坏胆固醇"的浓度，诱发高脂血症。

（6）饮食习惯不良的人 长期食用如动物内脏、蛋黄、奶油及肉类等高脂肪或高热量食物，并且蔬果类食物摄取量少的人，其血液中的"坏胆固醇"和甘油三酯的含量都会增高，同时"好胆固醇"的含量会降低，从而诱发高脂血症。

（7）精神压力大的人 长期处于紧张的工作环境或者长期受不良情绪影响的人，都会使血液中的胆固醇增加，使血管收缩，血压上升。血管处于收缩痉挛的状态时，脂质就会在血管内壁沉积，从而诱发高脂血症及其他心脑血管疾病。

第十节 瘦人就不会得高脂血症了吗？

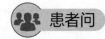

大夫，胖人很容易患高脂血症，我体重在标准范围，我周围一些朋友甚至还偏瘦，瘦人血脂肯定正常吧？

医师答

这是不对的，其实瘦人也会得高脂血症。临床上，高脂血症的成因较复杂，就身体胖瘦而言，肥胖的人易患高血脂，但这并不是说瘦人就不会出现血脂异常。其实，瘦人患高脂血症也屡见不鲜，且瘦人的高血脂特点多为低密度脂蛋白胆固醇偏高，而高密度脂蛋白胆固醇水平多低于正常水平，这类人一旦患上高血脂，很容易患上心脑血管疾病。此外，由于血脂紊乱可以在相当长时间内无症状表现，再加上许多瘦人误认为自己与高血脂无缘，因此在饮食和生活方式上毫无节制，一旦出现症状，后果往往较其他人更为严重。

因此，瘦人也应特别注意监测血脂，不要错误地认为与高血脂无缘，可以"高枕无忧"。

第十一节　年轻人就用不着检查血脂了吗?

　　大夫，平时说"三高"多发于中老年人，感觉高血脂是中老年人的事儿，儿童不至于患高脂血症吧? 对于年轻力壮的人需要检查血脂吗?

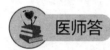

　　很多人认为，高血脂是中老年人的事，少年儿童是不会患高血脂的。其实不然，近年来，随着物质生活的改善，很多儿童营养过剩，儿童高血脂不但存在，而且相当普遍。研究发现，冠心病、动脉粥样硬化及高血压的危险因素在儿童和青少年时期已经出现，并已出现靶器官的病理改变。因此，儿童高血脂更应引起家长和社会的特别关注，预防高血脂应"从娃娃抓起"。

　　不少年轻人认为，年轻就是资本，疾病离自己还远着呢，平时能吃能喝的，根本用不着体检。由于他们在日常生活中多有吸烟、饮酒、生活不规律、工作紧张等现象，这无疑增加了患病的危险因素，甚至有些人早就患上了高血压、高血脂或糖尿病，只是症状不明显，自己没有察觉而已。因此，不管自己多么年轻，都不应轻视对高血脂的防御，尤其是家族中有高血压、高血脂、糖尿病等疾病史的人，更应经常测量血压，定期检查血脂、血糖等代谢指标，以期早预防、早治疗。

　　根据有关数据表明：目前我国成人血脂异常率为18.6%，全国血脂异常的人口高达1.6亿之多。不同类型的血脂异常患病率分别为：高胆固醇血症2.9%，高甘油三酯血症11.9%，低密度脂蛋白血症 7.4%。另有 3.9%的人血胆固醇处于升高的边缘。

高脂血症已不是成年人才会患的疾病。2002 年中国居民营养与健康状况调查结果显示，7～17 岁儿童青少年的超重率和肥胖率分别是 4.5%和 2.1%，部分大城市已分别达到了 13.1%和 8.1%。

所以高脂血症绝不仅是中老年人的疾病，它的患病情况是比较普遍的，毫无疑问，它已经成为世界性疾病，是人类健康的隐形杀手。

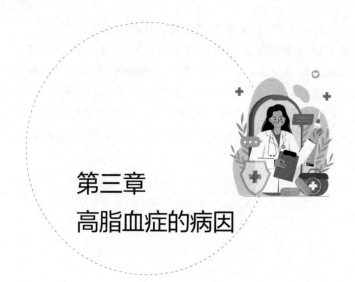

第三章
高脂血症的病因

第一节　原发性高脂血症的病因有哪些?

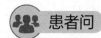

　　大夫，高脂血症影响因素那么多，危害也那么多，并发症也那么多，您能具体说说高血脂到底是什么原因引起的吗?

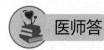

　　原发性高脂血症与先天性高脂血症和遗传有关，是由于单基因缺陷或多基因缺陷，使参与脂蛋白转运和代谢的受体、酶或载脂蛋白异常所致，或由于环境因素（饮食、营养、药物）和通过未知的机制而致。

　　遗传可通过多种机制引起高脂血症，某些可能发生在细胞水平上，主要表现为细胞表面脂蛋白受体缺陷以及细胞内某些酶的缺陷（如脂蛋白脂酶的缺陷或缺乏），也可发生在脂蛋白或载脂蛋白的分子上，多由于基因缺陷引起。

据报道，五种类型的高脂蛋白血症都可以发生遗传，但国内临床上最常遇到的是Ⅱ型，即家族性高胆固醇血症。有资料报道，国外有这样的患者，3岁就死于心肌梗死。这些病例有不少见于近亲结婚者，非近亲结婚可有效遏制其发病率。

第二节 不同年龄和性别的人血脂有何区别？

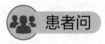

大夫，为什么我和我父亲的血脂差距有点大，您能具体说说这是为什么吗？

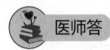

由于年龄和性别的不同，健康人血脂含量也因人而异。女性随年龄变化不明显，男性20岁以后已趋稳定，40岁以后反见下降。

造成这种差异的原因在性别方面，50岁以后女性的胆固醇、甘油三酯（TG）的含量显著高于男性，这可能与女性在绝经后内分泌改变有关。

极低密度脂蛋白（VLDL）的含量随年龄增长而增多，男性在40～50岁最高，峰值为40～49岁；女性在45～65岁最高，峰值为50～60岁。不论性别如何，在最高值年龄之后，血浆极低密度脂蛋白（VLDL）的含量逐渐降低。在此之前，男性的含量高于女性。

低密度脂蛋白和极低密度脂蛋白一样，其含量也随年龄而增高，在20～50岁，男性的平均值高于女性，50岁之后男女相等，60岁之后女性略高于男性，65～75岁男性和女性血浆低密度脂蛋白（LDL）的含量逐渐降低。高密度脂蛋白（HDL）变化最小。

第三节 什么样的饮食易引起高脂血症？

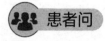

大夫，我平常不喜欢吃肉类，为什么我的血脂还是这么高，您能给我说说这是为什么吗？

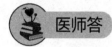

食物成分对乳糜微粒（CM）、低密度脂蛋白（LDL）和极低密度脂蛋白（VLDL）的影响较大，对高密度脂蛋白（HDL）的影响较小。

（1）总热量 人体摄入的热量过多，超过体内消耗就转化为脂肪储备。此时由于内源性甘油三酯增加，血浆极低密度脂蛋白随之升高。如果长期摄食过多，极低密度脂蛋白总是升高，低密度脂蛋白也常增高。

（2）糖类 高糖饮食时，肝脏分泌极低密度脂蛋白不仅数目多，而且体积大，其所含甘油三酯也增多。不同的糖类对脂蛋白的影响也不同，双糖（如蔗糖和乳糖）及单糖（如葡萄糖和果糖）增高内源性甘油三酯的作用要比多糖强，果糖的作用又强于葡萄糖；蔗糖因能水解生成果糖，所以也有明显地促进内源性甘油三酯合成的作用。有些人吃糖类食物后，特别容易发生高脂蛋白血症，可能与遗传因素有关。

而多糖类含有的果胶和纤维素具有降低血脂作用。不仅如此，纤维素可促进肠道细菌生长，使甘油三酯降解为类固醇随粪便排出。还可以吸收胆酸，抑制胆酸重吸收，从而促进血清总胆固醇转变为胆酸，使血浆胆固醇水平降低。

（3）脂类物质 食物中脂肪酸的性质不仅对极低密度脂蛋白（VLDL）的脂类组成和物理性质有明显影响，对乳糜微粒（CM）

也有一定影响。当进食动物性脂肪的时候，人体内血浆低密度脂蛋白（LDL）增加，极低密度脂蛋白（VLDL）降解较慢；当食用植物性脂肪时，可使血浆低密度脂蛋白（LDL）的含量减少。一般认为，动物性脂肪含饱和脂肪酸较多，且含有一定量的胆固醇；而植物油含不饱和脂肪酸较多，并含有能阻止胆固醇（TC）吸收的β-谷固醇。不饱和脂肪酸降低了血浆低密度脂蛋白。

第四节　为什么吸烟会引起高脂血症？

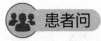

大夫，我吸烟20多年了，很多人都劝我戒烟，就是很难戒掉啊！我知道吸烟对很多疾病都有影响，我想了解一下吸烟跟高血脂有关系吗？

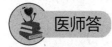

吸烟危害非常大，应该尽早戒烟！吸烟跟高脂血症是有关系的，吸烟通过抑制脂蛋白脂酶的活性，使甘油三酯（TG）升高、高密度脂蛋白胆固醇（HDL-C）下降，并且破坏内皮细胞的功能，引起动脉痉挛等。所以对于血脂异常和动脉粥样硬化的患者危害很大，必须戒烟。

吸烟容易让人患冠心病，据世界卫生组织公布的资料，全世界每年有12万心脏病患者的死亡与吸烟有关。尼古丁可直接刺激血管运动中枢，同时刺激肾上腺释放大量的肾上腺素和去甲肾上腺素，从而使血管收缩、血压升高、心跳加快、心肌耗氧量增多，尼古丁还能刺激增加血液里的游离脂肪酸含量，使血液黏稠度增加，并对血小板有刺激作用，加速血液凝固，阻碍血流通畅，为胆固醇在血管壁上的沉积创造了条件，从而加速动脉粥样硬化的形成。国外许多流行病学的资料认为吸烟者的血脂含量明显高于不吸烟者。

吸烟较多（每日 20 支以上）时血浆总胆固醇和甘油三酯水平均可升高，高密度脂蛋白水平降低。如果同时饮酒则作用更明显。

第五节　为什么酗酒会引起高脂血症？

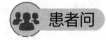

大夫，我没事就喜欢喝白酒，都喝了 40 多年了，我现在想了解一下喝酒多跟高血脂有关系吗？我必须戒酒吗？

　　首先，乙醇含有高热量，平均 1g 乙醇可以产生 7kcal 的热量，是导致肥胖的重要饮食因素。其次，饮酒可导致食欲下降，影响正常进食，以至于发生各种营养素缺乏。还有，酒精可以抑制肝内脂肪酸的氧化，并且使脂肪酸的合成增多，导致甘油三酯的合成增加，极低密度脂蛋白的产生增多，血浆中的甘油三酯水平升高。

　　乙醇的最大危害是损害肝脏，导致脂肪肝，严重时还会造成酒精性肝硬化。长期饮酒还可能使血脂水平升高、动脉硬化，诱发心、脑血管并发症，增加患高血压、脑卒中等疾病的概率。白酒中的有害成分甲醇会直接损害末梢神经，过量摄入会导致各类神经系统疾病。因此，脂肪肝患者必须禁酒。

第六节　脑力劳动者血清胆固醇和甘油三酯较体力劳动者高，而高密度脂蛋白胆固醇的含量则低吗？

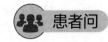

大夫，我是从事计算机行业的，我在网上了解到像我们这种行业

的人胆固醇和甘油三酯水平会比较高，这是怎么回事呢？

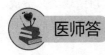

脑力劳动者血清胆固醇和甘油三酯较从事体力劳动者高，而高密度脂蛋白胆固醇的含量则低；城市居民的血清胆固醇和 TG 的含量又高于农民；造成这种差异的原因主要是由于不同职业的人体力活动的强度及饮食习惯不同。运动和体力活动对血清脂质和脂蛋白含量有积极的影响作用。

大量的实验观察资料表明，运动和体力活动可使血清总胆固醇、甘油三酯以及低密度脂蛋白和极低密度脂蛋白含量显著降低，而使高密度脂蛋白含量增高，甚至可以使高脂血症患者的血脂含量恢复到正常水平。调查结果也表明，脑力劳动者的血清胆固醇和甘油三酯含量显著高于体力劳动者。

第七节　为什么肥胖者易出现高脂血症？

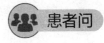

大夫，为什么我和那些瘦的人相比较更容易出现高脂血症呢？

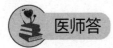

肥胖时肝脏合成和释放胆固醇与甘油三酯的速度和量都比正常人快且多。膳食中的脂肪按照化学结构可以分为饱和、单不饱和、多不饱和脂肪酸，其中饱和脂肪酸容易导致血脂升高并引起心脏病。

肥胖的人血浆游离脂肪酸升高，胆固醇、甘油三酯等血脂成分普遍增高。说明肥胖的人存在脂肪代谢紊乱。肥胖者血浆胆固醇水平在 5.2mmol/L 以上的可占 55.8％。男子在 60 岁以后，女子在

50 岁以后，血浆胆固醇水平都将显著升高。

不仅如此，肥胖者还存在对游离脂肪酸的动员利用减少，造成血中的游离脂肪酸积累、血脂升高的情况。碳水化合物引起的高甘油三酯血症的患者容易肥胖。

当这类患者进食的碳水化合物较多或正常时，血浆的甘油三酯升高；而减少碳水化合物的摄入量，高脂血症就可好转甚至消失。同样，体重下降也能使这些患者的血浆甘油三酯下降至正常水平。血浆胆固醇和甘油三酯的升高与肥胖程度成正比。血脂水平的下降对于防止动脉粥样硬化及冠心病都具有重要意义。所以说肥胖者控制饮食、减轻体重是十分必要的。

第八节　季节对血脂有什么影响？

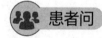

大夫，为什么我夏天检测的胆固醇水平比秋季的胆固醇水平低呢？

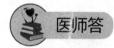

研究表明，人体血脂水平随着季节的变化有非常显著的差异。血清胆固醇水平以秋季最高，夏季最低，秋、夏两季间差别非常显著；而血清甘油三酯水平以春季最高，秋季最低，春、秋两季间差别非常显著。还有天气变冷或变暖，也使冠心病的发作机会增多，这可能是机体内部代谢及周围环境因素变化的综合反映，提示我们对血脂增高并有冠心病病史的人必须重视这一影响而提前防范，以期降低发病率。

第九节 什么是继发性高脂血症?

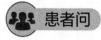

大夫,我患糖尿病有十多年了,请问我的高脂血症和糖尿病之间有没有关系呢,我这是不是属于继发性高脂血症?

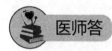

继发性高脂蛋白血症是指由于某些全身性疾病或药物引起的血液总胆固醇(CHO)和(或)TG水平升高,伴或不伴血浆高密度脂蛋白胆固醇(HDL-C)浓度降低。是指由于其他疾病所引起的血脂异常。

第十节 继发性高脂血症的病因有哪些?

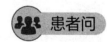

大夫,请问都有什么原因能够引发高脂血症呢?

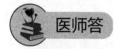

可引起血脂异常的疾病主要有:肥胖症、糖尿病、肾病综合征、甲状腺功能减退症、肾功能衰竭、肝脏疾病、系统性红斑狼疮、糖原累积症、骨髓瘤、脂肪萎缩症、急性卟啉病、多囊卵巢综合征等。此外,一些药物如利尿药、非心脏选择性β受体阻滞药、糖皮质激素等也可能引起继发性血脂异常。

第十一节　引起继发性高脂血症的疾病有哪些?

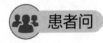

大夫，请问都有什么疾病容易引发高脂血症呢？

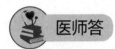

有许多疾病可引起血浆脂蛋白代谢紊乱，如甲状腺功能减退、糖尿病、肾病综合征、肾功能衰竭、阻塞性黄疸、糖原累积病、多发性骨髓瘤、精神性厌食、生长激素缺乏、脂肪萎缩病、急性卟啉病等。而临床上较为常见的是肥胖症、糖尿病、甲状腺功能减退、肾脏综合征、急性胰腺炎和高尿酸血症。

（1）肥胖症　研究表明人体腹部脂肪越多，甘油三酯（TG）水平越高。腹部脂肪大量积聚，产生的游离脂肪也多。进入门脉系统后，在肝脏内合成极低密度脂蛋白（VLDL）增加，导致血液中极低密度脂蛋白（VLDL）浓度升高，甘油三酯（TG）含量升高。肥胖症患者，血液中胆固醇含量也增高，而高密度脂蛋白胆固醇（HDL-C）却下降。

（2）糖尿病　由于机体胰岛素缺乏或机体对胰岛素不敏感而引起血糖异常升高的疾病称为糖尿病。胰岛素控制着血糖的高低，它还影响脂肪和蛋白质的代谢。所以在糖尿病患者中，由于胰岛素的生物调节作用发生障碍，常发生脂质代谢的紊乱，出现脂质代谢异常，俗称"高血脂"。糖尿病患者最常见的脂质代谢异常是甘油三酯升高和高密度脂蛋白胆固醇下降。

由于胰岛素对 TG 的合成与分解代谢影响不平衡造成糖尿病患者血浆 TG 和 VLDL 水平升高。轻型非胰岛素依赖性糖尿病，特别是伴有肥胖者，由于胰岛素抵抗产生糖代谢障碍，脂肪动员增加；胰岛素依赖性糖尿病和病情严重的非胰岛素依赖性糖尿病患者血浆胰岛素缺乏，胰高血糖素增加，脂肪溶解相应增加，两者均使血液中游离脂肪酸含量升高，那么肝脏合成极低密度脂蛋白增加，这是糖尿病患者血浆中甘油三酯和极低密度脂蛋白升高的主要原因。糖尿病患者极低密度脂蛋白的分解代谢是复杂的，机体对于它的清除随着其合成而增快，重型患者，由于胰岛素的缺乏不能激活脂蛋白脂酶，使其活性降低，极低密度脂蛋白分解也减少。

糖尿病所致的脂质代谢异常是导致动脉粥样硬化、冠心病、脑血管病发生的主要危险因素之一。

（3）甲状腺功能减退 当甲状腺功能减退时，患者血浆甘油三酯水平明显升高。目前研究发现甲状腺素引起血浆 TG 水平降低的机制有以下几点。

① 甲状腺素能减少 TG 的合成。

② 甲状腺素还能使 TG 的清除率增高。

③ 脂肪动员脂解作用增强。此外，甲状腺素还能提高组织对其他脂解激素的敏感性，促进脂肪组织释放脂肪酸。

研究发现许多甲状腺功能降低的患者都伴随有体重增加，如果体重超出正常范围，则肥胖就成为不依赖甲状腺激素而影响血浆脂蛋白代谢的因素。肥胖者的胆固醇合成增加，也可造成血浆中胆固醇水平增加。

（4）肾病综合征 肾病综合征时脂质代谢会发生异常，其特点如下。

① 载脂蛋白也常有异常，如 ApoB 明显升高，ApoC 和 ApoE 轻度升高。

② 血浆中几乎各种脂蛋白成分均增加，血浆胆固醇和 LDL-C 明显升高，VLDL-C 和 TG 升高；大部分患者血中 TC、磷脂及 TG 升高，一般以血浆 TC 升高出现最早，其次为磷脂及 TG。除数量改变外，脂质的质量也发生改变，各种脂蛋白中胆固醇/磷脂及胆固醇/TG 的比例均升高。

③ HDL 亚型的变化，HDL-2 明显降低；加上 LDL、VLDL

的升高，这些因素都有利于动脉硬化产生，而且也有利于肾小球硬化发生。

（5）急性胰腺炎　一般认为，胰腺炎患者的血甘油三酯（TG）值＞11.30mmol/L，或血 TG 值虽为 5.65～11.30mmol/L（500～1000mg/dL），但血清呈乳状，并排除引发胰腺炎的其他因素可诊断为高脂血症性胰腺炎。大部分患者属 Ⅴ 型高脂血症。两者的关系一般解释是高脂血症导致毛细血管中脂肪酶含量增加，并伴有脂解作用，局部缺血，毛细血管损害，微血栓形成，进一步使胰脂肪酶释放，构成恶性循环。

（6）高尿酸血症　高尿酸血症是指血液中尿酸过剩的状态。尿酸是嘌呤的代谢产物，嘌呤包含在构成细胞的核酸中。尿酸还作为 ATP（三磷酸腺苷）等能量源分解后的残渣被排到血液中。

一般情况尿酸在肾中作为废物同尿一起被排出体外。但如果血液中的尿酸过多，就会形成针状结晶滞留在关节等处。尿酸结晶被白细胞吞噬而引发炎症和剧痛的病症被称为痛风。

高脂血症患者会发生动脉硬化，引起肾功能不全、尿酸排泄受阻，容易导致高尿酸血症。

第十二节　引起继发性高脂血症的药物有哪些?

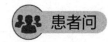

大夫，请问服用哪些药物容易引起高脂血症呢?

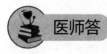

许多药物，如利尿药、雌激素、孕激素、糖皮质激素、微粒体酶诱导药、树脂类药等都可引起血浆脂蛋白代谢紊乱。

第十三节 为什么要区分原发性高脂血症和继发性高脂血症?

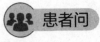

大夫,直接用降脂药不就可以了吗?为什么非要分清是原发性还是继发性高脂血症呢?

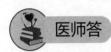

在进行高脂血症的诊断时,应该弄清楚患者的脂代谢异常属于何种类型。因为不同原因所致的高脂血症其治疗方法亦不相同,因此必须将原发性高脂血症与继发性高脂血症区分开来,并进而确定其具体的病因。

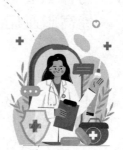

第四章
如何早期发现高脂血症

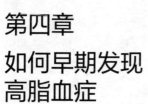

第一节　为什么高脂血症早期症状不明显？

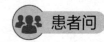
患者问

大夫，为什么我现在血脂升高了，但是却没有症状呢？

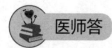
医师答

　　血脂是人体内的一种重要物质，并有着重要的作用，但是，血脂的量不能超过一定的范围。如果血脂过多，就容易造成"血稠"，沉积在血管壁上，逐渐形成小"斑块"，并随着时间的推移增多、增大，继而堵塞血管，使血流变慢，严重时还会中断血流，引发心肌梗死、冠心病、脑出血、脂肪肝等一系列病症，此外，高血脂可引发高血压，诱发胆结石、胰腺炎，加重原有肝炎，导致男性性功能障碍、老年性痴呆等疾病，还会影响视力与听力。

　　人体内的脂肪代谢一旦发生紊乱，就会使血液中一种或多种脂质成分异常增多，引起一系列临床病理变化，这就是我们通常所说的"高血脂"。

可怕的是，高血脂对身体的损害是隐匿的、逐渐性的，绝大多数患者并无明显的自觉和临床症状，具有很大的隐蔽性，但随时都有发病的可能，所以，医学家们形象地称高血脂为健康的"隐形杀手"。

第二节　高脂血症的身体信号有哪些?

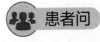

大夫，高脂血症都有哪些表现呢？我们怎么能知道自己是不是有高脂血症呢，身体会提前释放出一些信号吗？

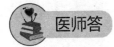

高脂血症往往会出现以下临床表现。

（1）腰围增粗　体重正常的患者突然之间腰围增粗，有可能是肥胖并发症的预兆，而高血脂、糖尿病、冠心病等都是常见的肥胖并发症。尤其是男性腰围大于 90cm、女性腰围大于 80cm 时就要引起注意了。

（2）皮肤肿包　体内胆固醇过高时，皮肤上会鼓起小肿包，这些小肿包表面光滑，呈黄色，多长在眼皮、胳膊肘、大腿、脚后跟等部位；中性脂肪过高时，皮肤上会出现许多小指头肚儿大小的柔软的水痘状物，呈淡黄色，主要长在背、胸、腕、臂等部位，不痛不痒。

（3）眼睑黄疣　眼睑黄疣是中年妇女血脂增高的信号，它是一种淡黄色的小皮疹，常发生在肥胖中年妇女的眼睑上。

（4）面部黑斑　短时间内在面部、手部出现较多黑斑（斑块较老年斑略大，颜色较深），记忆力及反应力明显减退。

（5）头部症状　经常出现头昏脑涨或与人讲话间隙容易睡着的状况；早晨起床后感觉头脑不清醒，早餐后有所改善，午后极易犯困，但夜晚却很清醒。

（6）眼部症状　看东西一阵阵模糊，是血液变黏稠，流速减慢，使视神经或视网膜暂时性缺氧所致；老年人的角膜边缘出现灰白色的圈环，即角膜弓，也称老年环，往往也是血脂异常的征兆。

（7）肝部症状　血液中脂肪过多时，部分胆固醇就会积存于肝脏的脂肪内，引起肝大，如果用手指按右侧肋骨下并深呼吸，可触及肝脏的下边缘，这种现象除表示肝炎外，也可说明体内胆固醇水平过高。

第三节　为什么发现黄色瘤应及时就医？

大夫，我的肘、膝、指等关节处出现黄色斑块，我应该怎么办呢？

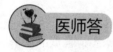

若脚后跟、手背、臀部及肘、膝、指等关节处，出现黄色、橘黄色或棕红色的结节、斑块或疹子，医学上称为"黄色瘤"，多提示有家族遗传性的高脂血症，并且症状很严重，应特别注意。

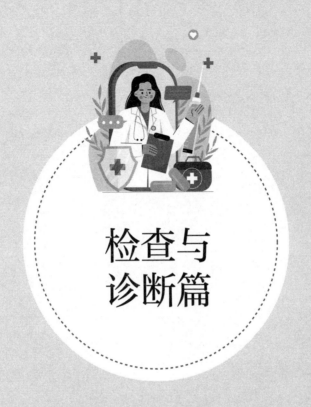

检查与诊断篇

　　只要细心，就一定可以发现高血脂的早期症状，从而把握住治疗高血脂的最佳时机！

　　"早期发现、早期治疗"在现代医学上有着非常重要的意义。可是为什么许多高血脂患者并没有尽早发现疾病、治疗疾病呢？很简单，因为高血脂患者不了解自身症状的初期特征，今天专家就为大家介绍高血脂的初期症状，希望引起大家的重视……

第五章
高脂血症的
检查

第一节 血脂检查的内容有哪些?

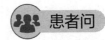

大夫,血脂异常会引起很多疾病,我很想马上去了解一下自己的血脂情况,到医院都需要做哪些检查呢?

血脂检查其实比较简单,具体项目包括总胆固醇、甘油三酯、高密度脂蛋白胆固醇、低密度脂蛋白胆固醇、载脂蛋白。

专家提示

多长时间检测一次血脂

20 岁以上的成年人至少每隔 5 年测一次血脂。

40 岁以上男性或绝经期后女性每年检测 1 次血脂。

患有心血管疾病的患者及其他高危人群，如高血压、长期吸烟的人，应每 3~6 个月检测 1 次血脂。

第二节 血清总胆固醇的正常范围是多少?

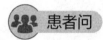

大夫，我已经做了血脂的相关检查，有些检查报告上面没有参考值范围，那么如何看血清总胆固醇是否异常，正常范围是多少呢?

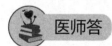

根据我国血脂异常防治指南，规定血清总胆固醇的合适范围为：血清总胆固醇（TC）<5.18mmol/L，血清高密度脂蛋白胆固醇（HDL-C）≥1.04mmol/L，血清低密度脂蛋白胆固醇（LDL-C）<3.37mmol/L。

临床疾病和(或)危险因素	LDL-C 目标值 /[mmol/L(mg/dL)]	非 LDL-C 目标值 /[mmol/L(mg/dL)]
动脉粥样硬化性心血管疾病	<1.8(70)	<2.6(100)
糖尿病＋高血压或其他危险因素	<1.8(70)	<2.6(100)
糖尿病	<2.6(100)	<3.4(130)

续表

临床疾病和(或)危险因素	LDL-C 目标值 /[mmol/L(mg/dL)]	非 LDL-C 目标值 /[mmol/L(mg/dL)]
慢性肾脏病(3 期或 4 期)	＜2.6(100)	＜3.4(130)
高血压＋1 项其他危险因素	＜2.6(100)	＜3.4(130)
高血压＋3 项其他危险因素	＜3.4(130)	＜4.1(160)

注：非 LDL-C＝TC－LDL-C；其他危险因素包括年龄（男≥45 岁，女≥55 岁）、吸烟、肥胖（BMI≥28kg/m^2）、早发缺血性心血管疾病家族史、HDL-C＜1.04mmol/L（40mg/dL）。

第三节　血清胆固醇水平异常的临床意义是什么？

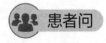

大夫，血清检查报告中，胆固醇水平异常，您能说说在临床上，每一项异常的结果具体有什么意义呢？

医师答

血清胆固醇高是动脉粥样硬化的危险因素之一，与冠心病的发生和死亡呈因果联系。胆固醇升高可引起动脉粥样硬化性疾病，如冠心病、缺血性脑卒中等。人群血清总胆固醇平均值越高，冠心病发病率越高。血清胆固醇每降低 1％，冠心病的危险性可减少 20％。

低密度脂蛋白胆固醇常被认为是"坏"胆固醇。因为血液中低密度脂蛋白胆固醇浓度升高（超过 130mg/dL）时患冠心病的概率就大大增加，降低低密度脂蛋白胆固醇水平则可以降低患冠心病的危险。低密度脂蛋白胆固醇升高还可见于家族性高胆固醇血症、家族性 ApoB 缺陷症、混合型高脂血症、甲状腺功能减退症、梗阻性黄疸、慢性肾功能衰竭、库欣综合征、妊娠、多发性肌瘤、使用某些药物等。

高密度脂蛋白胆固醇降低时，发生冠心病的危险就会增加。研究表明，HDL 能将外周血管壁内胆固醇转运至肝脏进行分解代谢，它可移除动脉粥样斑块形成过程中的过多胆固醇，从而减慢斑块的形成。因此 HDL-C 被看作"好"胆固醇，高 HDL-C 具有抗动脉粥样硬化作用。相反，低 HDL-C（<35mg/dL）可增加冠心病的危险。血清 HDL-C 水平与冠心病的发病率呈负相关，而适度的 HDL-C 增高（>1.55mmol）可降低冠心病的危险。

胆固醇异常除与冠心病、缺血性脑卒中等疾病相关外，还与以下疾病有关：

① 肥胖症患者普遍血中胆固醇含量会高。

② 高血压病患者血中低密度脂蛋白胆固醇的含量要比正常人稍高，而高密度脂蛋白胆固醇含量则稍低。

③ 2 型糖尿病会出现甘油三酯和低密度脂蛋白胆固醇升高，也会出现高密度脂蛋白胆固醇降低。

④ 肾病综合征患者常伴有极低密度脂蛋白和低密度脂蛋白的升高，高密度脂蛋白无变化或降低。

第四节 血清甘油三酯的正常范围是多少？血清甘油三酯水平异常的临床意义是什么？

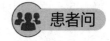

大夫，甘油三酯多少算正常啊？在临床上，如果甘油三酯升高，具体有什么意义呢？

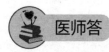

根据我国血脂异常防治指南，规定血清甘油三酯的合适范围为<1.70mmol/L。

遗传因素（如种族）和环境因素以及生活习惯如饮食、运动等因素都可以影响甘油三酯的水平。

近年来研究显示高甘油三酯也可以引起冠心病。而下述情况也常出现甘油三酯异常：

① 临床中血清甘油三酯升高常见于代谢综合征。

② 1 型糖尿病患者常并发甘油三酯脂蛋白的代谢紊乱；2 型糖尿病常并发甘油三酯高和高密度脂蛋白胆固醇降低，也可同时有低密度胆固醇水平升高。

③ 高甘油三酯血症是引起急性胰腺炎的原因之一，甘油三酯水平高于 5.6mmol/L（500mg/dL）时，增高急性胰腺炎的危险。

④ 许多高血压病患者的甘油三酯和胆固醇的含量较正常人高。

⑤ 脂肪肝患者多见血清游离脂肪酸和甘油三酯增高。

⑥ 肥胖最常继发的是血甘油三酯增高。

⑦ 甲状腺功能减退症、胆道梗阻、家族性高甘油三酯血症、家族性混合型高脂血症、酗酒、妊娠、口服避孕药都可使甘油三酯升高；甘油三酯降低可见于慢性阻塞性肺疾病、脑梗死、甲状腺功能亢进症、甲状旁腺功能亢进症、营养不良等。

第五节 载脂蛋白 A- I 和载脂蛋白 B 的正常范围是多少？检测两者的临床意义有哪些？

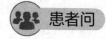

大夫，化验结果里载脂蛋白 A- I 和载脂蛋白 B 多少算正常呢？他们两者代表什么，能判断哪些疾病吗？

载脂蛋白 A- I 正常范围：男性为 0.96 ～ 1.76g/L（96 ～ 176mg/dL）；女性为 1.03 ～ 2.03g/L（103 ～ 203mg/dL）。载脂蛋

白 B 正常范围：男性为 0.43～1.28g/L（43～128mg/dL）；女性为 0.42～1.12g/L（43～128mg/dL）。

载脂蛋白是与血液内的脂类物质结合的。不同的脂类物质结合的载脂蛋白不同，载脂蛋白 A-Ⅰ（ApoA-Ⅰ）是高密度脂蛋白的主要载脂蛋白，载脂蛋白 B（ApoB）是低密度脂蛋白的主要载脂蛋白。

血清 ApoA-Ⅰ 的量一般与高密度脂蛋白量呈正相关，血清 ApoA-Ⅰ 水平检测可以代表高密度脂蛋白水平检测。但 ApoA-Ⅰ 只反映高密度脂蛋白的颗粒数，ApoA-Ⅰ 的升降不一定与高密度脂蛋白所携带的胆固醇量成正比，只有高密度脂蛋白胆固醇才代表高密度脂蛋白携带胆固醇的代谢状态。而同时测定 ApoA-Ⅰ 与高密度脂蛋白胆固醇对临床分析更有帮助。

ApoA-Ⅰ 的降低会引起冠心病，其降低主要见于冠心病、脑血管病、感染、血液透析、慢性肾炎、吸烟、糖尿病、胆汁淤积阻塞、慢性肝炎、肝硬化等。锻炼、妊娠、雌激素疗法、饮酒情况下也可以看到 ApoA-Ⅰ 升高。

低密度脂蛋白（LDL）的颗粒大小与组成不均一，大致可分为大而轻（LDL1 或称 A 型）与小而密（LDL2 或称 B 型）两类。正常情况下约 90％ 的 ApoB（主要是 ApoB100）分布在 LDL 中，故血清 ApoB 主要代表 LDL 水平，同时它的水平与低密度脂蛋白胆固醇（LDL-C）水平呈明显正相关。临床上 LDL-C 水平检测可以代表 LDL 水平检测。ApoB 是较有价值的动脉粥样硬化标志物，其增高会引起冠心病。

药物干预试验结果表明，降低 ApoB 可以减少冠心病发病率并且可以促进粥样斑块的消退。ApoB 升高主要见于冠心病、脑血管病、糖尿病、妊娠、胆汁梗阻、脂肪肝、吸烟、血液透析、肾病综合征、慢性肾炎等。但当高甘油三酯血症时，小而密的 LDL 增高，则 ApoB 含量较多而胆固醇较少，故可出现高 ApoB 脂蛋白血症，它反映小而密 LDL 增多。所以同时测 ApoB 与 LDL-C 有利于临床判断。

第六节 进行血脂检查前应注意哪些事项?

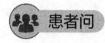

大夫，我计划去医院检查一下血脂，越快越好，想问一下，在做检查前都需要注意什么呢？比如饮食、检查是否需要空腹等。

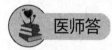

进行血脂检查前需要注意以下事项。

（1）3d内避免高脂饮食　尤其是甘油三酯，容易受短期食物中脂肪含量的影响而升高。

（2）保持平时的饮食习惯　抽血化验前2周内要保持平常的生活习惯和饮食习惯，才能反映出真实的血脂情况，进而才可以判断是否需要接受药物治疗、正在服用的药量是否合适等。

（3）抽血前一天别喝酒　临床上发现，大量饮酒者2～3d内的血脂浓度，尤其是甘油三酯的浓度，常常显著升高。所以，抽血前3d内不能有大量饮酒的情况，24h内连少量饮酒都不可以。

（4）空腹10～12h　在餐后，血脂尤其是甘油三酯的浓度会明显升高，一般来说，餐后2～4h，血脂浓度达到最高峰，8h后基本恢复至空腹水平。但由于不同个体的代谢能力不同，为了准确起见，最好是空腹10h以上再化验。不过，如果空腹时间过长，也可因身体里储存的脂肪被"动员"起来，会使甘油三酯的浓度升高，影响血脂测定结果，所以饿的时间也不要太长，以空腹10～12h为佳。

（5）早饭喝粥也不行　在人体内，脂类、糖类、蛋白质类三大营养物质代谢会互相影响，除了油脂，许多其他营养物质的摄入也会引起血脂水平变化。例如，大量吃糖，也会引起甘油三酯水平升高。所以，在抽血前的12h内，除了少量饮水，所有的食物都不能吃，保证绝对空腹。

（6）休息 5min 后抽血　研究表明，站立 5min，可使血脂浓度提高 5%，站立 15min 即可提高 16%。因此，化验前一天最好不要进行剧烈的体育运动；在抽血前应先在椅子上坐着休息 5～10min，如果不能坐着，至少应先保持安静，休息 5～10min 再抽血。

（7）身体状态好了再体检　应该在身体状态比较稳定的情况下进行化验，例如近期无急性病、外伤、手术等情况。妊娠后期、哺乳期的女性，各项血脂化验都会升高，所以这个阶段的化验结果仅供参考。若要得到可靠的结果，应在停止哺乳后 3 个月再抽血化验。

（8）请心血管专科医生分析结果　每个人的心血管疾病危险因素不同，血脂的标准值也是不一样的，不能一概而论，一定要请专业的心血管专科医生分析。自己是否患有高血压、糖尿病，是否吸烟等，在分析结果时都要诚实告诉医生，先进行心血管病的危险分层，然后根据分层结果来确定血脂治疗的目标值。也就是说，不同危险程度的患者，应有不同的血脂正常值。

（9）一次异常别紧张　研究表明，个体内胆固醇平均变异系数为 8%，而甘油三酯可达到 20%。更何况，还有上述多个因素会影响血脂的检查结果。所以，如果检验结果接近或刚刚超过参考值，应间隔 1 周，在同一家医院的实验室再次抽血复查，尽量减少或避免由于实验室误差、个体变异造成的假象。如果血脂明显异常，应该立即进行饮食控制、运动计划，1 个月后再次复查血脂，如果仍为异常，才需要接受药物治疗。

第七节　高脂血症者还需要做哪些检查？

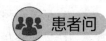

大夫，高脂血症除了查血脂，还需要做别的检查吗？

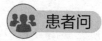

医师答

根据体检结果被诊断为高脂血症后，为了检查病情的严重程度、是否有其他并发症、是否引起了动脉硬化等，就需要做进一步的详细检查。需要做的检查还有血压血糖检测、眼底检查、心电图检测、颈部血管超声检查、CT 检查、MRI 检查。

第八节　为什么高脂血症患者应测血压？测血压时的注意事项有哪些？

患者问

大夫，我是来看高脂血症的，您怎么给我量血压呢？平时测血压要注意什么呢？

医师答

高脂血症经常会引起糖尿病、高血压等，尤其是肥胖症患者中很多会有并发症。如果发生动脉硬化，血管失去弹性，血管内腔变窄，就会导致收缩压偏高。

① 患者在测血压前，先平静坐片刻，使其精神安静下来。

② 情绪紧张和激动之后不马上测血压。

③ 剧烈运动之后和劳动之后不马上测血压。

④ 测量时坐正，把上衣一侧袖子脱下，不要卷起紧的衣袖，手臂平放，手心向上，上臂和心脏在同一水平位上，肌肉要放松。

⑤ 测血压时精神不要紧张，不要屏住呼吸，因为屏住呼吸可使血压升高。

第九节　为什么高脂血症患者应测血糖？测血糖前的注意事项有哪些？

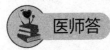 **患者问**

大夫，我诊断为高脂血症了，还需要测血糖吗？测血糖前有什么注意事项呢？

医师答

因为高脂血症和糖尿病密切相关，血脂升高可产生脂毒性，损伤胰岛分泌胰岛素功能或使胰岛素的作用减弱。而胰岛素对人体的血糖代谢是至关重要的。胰岛素分泌减少或其作用减弱，就会发生糖尿病，所以高脂血症患者应测血糖，以防并发糖尿病。

测血糖前的注意事项有以下几点。

① 测空腹血糖的前一天不要过分节食甚至不吃晚餐，虽然空腹时间超过 12h 可能使测定的血糖值低一些，但并不能反映真实的空腹血糖水平。

② 禁食时间内尽量不要大量喝水，如口渴可少量饮用白开水，但不可多饮。喝水过多可使血液稀释而干扰血糖的检测结果。

③ 测空腹血糖前要保证充足的睡眠，避免情绪激动、过于剧烈的活动等，这些因素都可能导致血糖升高。

④ 除测定空腹血糖外，还可选择糖化血红蛋白检测，因糖化血红蛋白不受时间、进食、活动和情绪等因素影响，可避免饥饿影响糖尿病筛查和检测结果，并能反映近 3 个月血糖平均水平。

第十节　为什么高脂血症患者应做眼底检查?

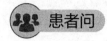

大夫，为什么高脂血症患者应做眼底检查?

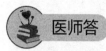

眼底检查也是对糖尿病肾病早期诊断的一个重要依据。眼底检查已作为早期发现糖尿病视网膜病变的主要手段，同时对糖尿病肾病、糖尿病周围神经病变的诊断，也有重要的参考意义。要想及早发现糖尿病视网膜病变、糖尿病肾病等糖尿病常见并发症，并及早治疗并发症，糖尿病者必须定期进行眼底检查。眼底检查常用的方法有两种，即直接眼底镜检查和眼底荧光造影检查，前者由医生直接观察眼底改变，方便简单；后者则需要静脉注射对比剂，但结果更加准确。具体方法可在医生指导下酌情选择。

第十一节　怎么配合做眼底检查?

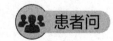

大夫，做眼底检查时的注意事项有哪些?

眼底检查应按照以下几点来配合：①不要隐瞒病情。若有糖尿病、高血压病、肾病等病史和视网膜色素变性家族史，要及时告诉医生，以供参考。②检查时要全神贯注，双眼自然睁开，听明白和理解医生介绍的检查目的和要求，再跟随医生的指令配合检查。一般先向正前方注视，随后按医生的要求向其他各方向注视，头部和眼部不要乱动。③消除心理上的紧张和恐惧感，积极配合，配合不好会直接影响检查结果的准确性，这一点很重要。

第十二节 为什么高脂血症患者应做心电图检查？做心电图检查时的注意事项有哪些？

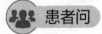

大夫，我是血脂高，为什么要做心电图呢？做心电图检查时的注意事项有哪些？

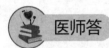

当冠状动脉发生硬化时，就会引起心绞痛和心肌梗死。这可以通过心电图来检查，同时可以检查是否有心律失常的表现。

① 检查前需要平静休息20min，不能饱食、吃冷饮和抽烟，这些因素都可以导致心电图异常，从而影响对疾病的判断。

② 检查时要平卧，全身肌肉放松，呼吸要平静，保持安静，切勿讲话或移动体位。

③ 被检查者应关闭随身携带的手机，以避免对仪器的干扰，影响检查的准确性。

④ 过去做过心电图的，应把以往报告或记录交给医生。

⑤ 避免药物影响：有些药物可直接或间接地影响心电图的结果，如正在服用洋地黄、钾盐、钙剂及抗心律失常药的应告诉医生。

⑥ 根据病情若需要做心电图运动试验，还应该注意：进餐前、后1h不宜做运动试验；进行性或新近发作心绞痛、急性心肌梗死后1年内、充血性心力衰竭、严重高血压病、左心室肥大、左束支

传导阻滞、预激综合征、休息时也有明显心肌缺血、年老体弱、行动不便等均禁忌做运动试验。

第十三节　为什么高脂血症患者应做颈部血管超声检查？为什么还要做 CT 检查、MRI 检查？

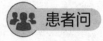

大夫，血脂不都抽血化验吗？怎么还做超声、CT 和 MRI 呢？

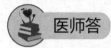

超声可以用来检查颈动脉血管状态。可以检查是否存在动脉硬化引起的血管狭窄、有无脂质沉积、血流是否异常等。

X 线（CT）和磁共振成像（MRI）可检查是否有动脉硬化引起的疾病或异常情况。还可以检查是否有脑出血、脑梗死、腹部大动脉硬化等病症。

第十四节　做 MRI 检查时的注意事项有哪些？

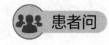

大夫，做 MRI 检查需要注意什么呀？

（1）磁共振设备周围（5m 内）具有强大磁场，严禁将所有铁磁性的物品及电子产品靠近或带入检查室。

这些物品包括：所有通信类物品；各种磁性存储介质类物品；

手表、强心卡及其配贴；掌上电脑、计算器等各种电子用品；钥匙、打火机、金属硬币、刀具、钢笔、针、钉、螺丝等铁磁性制品；发夹、眼镜、金属饰品、不明材质的物品；易燃易爆品、腐蚀性或化学物品、药膏、膏药、潮湿渗漏液体的用品等。病床、轮椅等不准进入磁体间。

（2）体内安装、携带以下物品及装置的患者（包括陪伴家属），被视为磁共振检查的禁忌，不能进入磁体间，否则有生命危险。

这些物品包括：心脏起搏器、除颤器、心脏支架、人工心脏瓣膜、动脉瘤术后金属夹、植入体内的药物灌注装置、植入体内的任何电子装置、神经刺激器、骨骼生长刺激器、其他任何类型的生物刺激器、血管内栓塞钢圈、滤器、下腔静脉滤器、心电记录监护器、金属缝合线、体内有子弹、碎弹片或铁沙粒等、骨折手术后固定钢板、钢钉、螺丝、人工假肢或关节、阴茎假体、助听器、人工耳蜗、中耳移植物、眼内金属异物、义眼、活动义齿、牙托及头面部有植入物等。

（3）有幽闭恐惧症、妊娠期者，需生命支持及抢救的危重患者无法行磁共振检查。有各种手术史（特别是器官移植、心肾手术史）患者及家属需于检查前特别声明，以策安全。

（4）对具有固定义齿、文身、节育器、纹眼线、留存在体内的钛合金物体（如脊柱钛合金固定装置）等患者应于检查前通知医生，根据具体情况决定可否进行磁共振检查。

（5）做颈、胸、腰、腹、髋等部位磁共振检查的患者，应先除去有铁钩、铁扣和拉链的衣裤、内衣、化纤织物、皮带等物品及装饰物品，应身穿纯棉质料的衣裤进行检查为宜；腹部检查患者检查前 3d 内禁服含金属离子类药物，检查前 12h 空腹，禁食禁水。

（6）磁共振检查属无损性检查，对人体无辐射伤害。但检查时机器噪声较大，此为正常现象，患者和家属应做好心理准备，不要慌乱，保持绝对静止不动。

第十五节 为什么高脂血症患者应做 PWV 检查?

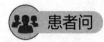

大夫,您给我开的这个 PWV 是什么检查呢?需要做吗?

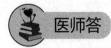

脉搏波速度(pulse wave velocity,PWV)是指由心脏向外输出的血液产生的脉搏压力波沿血管到达手脚的速度。PWV 检查就是为了测定脉搏波速的。通过这一检查可以了解动脉硬化的程度。同时还可以测定踝部动脉收缩压与上臂动脉收缩压之比(ankle brachial index,ABI),了解下肢动脉的硬化程度。

第十六节 怀疑高脂血症如何进行自我检查?

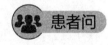

大夫,高脂血症如何进行自我检查呢?

为了解决有的患者血脂高但无症状,常常是在体检化验血液时发现高脂血症。下面的自我检测问卷能帮助大家了解自己有没有患高脂血症。

1. 有吸烟嗜好,每天至少 1 包以上
2. 三餐都离不开肉类或者油炸食品,并且每餐都要吃三种以上
3. 运动量极少,即使运动也很少运动到流汗

续表

| 4. 餐餐都以吃饱、吃撑为止 |
| 5. 吃绿色的蔬菜、水果较少 |
| 6. 喜欢吃甜食,很多时候会把甜食当正餐吃 |
| 7. 每天吃两个以上的鸡蛋 |
| 8. 常吃鱼卵类食物 |
| 9. 吃饱之后多以躺、坐为主,懒得运动 |
| 10. 每周至少喝 3 次以上的酒,每次都超过 350mL |

(1)有以上的 2 个或 2 个以下　您可以暂时安心,要注意多运动,少吃油脂含量高的食物,尽快把没有做到的部分做好。

(2)有以上的 3～6 个　处于高脂血症的边缘,血管中已经有少量的脂肪堆积,但因量少,往往症状不是太明显。抓紧通过运动和饮食来降脂。

(3)有以上的 6 个以上　属于高脂血症患者。如果继续不良的饮食习惯以及不良的生活方式,引起心脑血管疾病的概率相当大。

第十七节　抽血时血液黏稠浑浊,是否就是高脂血症?

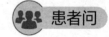

大夫,抽血时血液黏稠浑浊,是否就是高脂血症?

当血液中脂肪含量过高时,抽血时的确会发现血液呈黏稠、浑浊状,高血黏往往也是引发血脂升高和血管堵塞的元凶,高血脂与高血黏常常相互影响,互为因果关系,形成恶性循环。但仅凭肉眼

观察血液颜色和流动速度就来判断其是否黏稠，既不科学，又容易引起误解，因为引起血黏度增高的因素有很多，血液黏稠浑浊，容易引起误解，血液黏稠浑浊并不一定是高血脂造成的结果，因此，要想准确了解自己的血黏度是否正常，血脂是不是高，应到医院做专业检查来确定。

第十八节　一次血脂检查异常就是高脂血症吗？

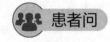

大夫，一次血脂检查异常就是高脂血症吗？

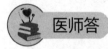

一次血脂检测异常是不能诊断为高脂血症的，因为血脂检测容易受到许多因素的影响，因此，至少需要在第一次血液检测后进行复查。而且每次验血前，应按规定注意相关的禁食、停药等事项，如果两次血液检测不正常，而且所得数值相差不超过10％，一般就可据此诊断为高脂血症。当然，测定血脂时，最好要同时检查血糖、肝功能等有关项目。医生在确诊时，还应重视患者的家族史、个人生活史及其病史的询问，注重患者临床症状表现和体征特点，结合血液检测数据作出确切的诊断。

第十九节　以前患过高脂血症，是不是现在血脂检查正常了，就不用治疗了？

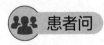

大夫，我现在血脂检查正常了，是不是就不用继续吃降脂药了？

医师答

假如以前患过高脂血症，但是一次血脂化验结果在正常范围值内，并不一定就代表没事，是否需要治疗还要视具体情况而定。因为，一般人群与已有冠心病或糖尿病等疾病，或者已经发生过心梗、卒中的患者，其血脂治疗值和目标值与化验单上显示的正常值是不同的，后者的血脂目标值要求更严格，要低于血脂化验单上的参考值。例如，对于一个无任何血管疾病危险因素的健康个体而言，各项血脂化验结果在正常范围内，就无须降脂治疗，但对于已患过冠心病、糖尿病或是同时有多种危险因素的患者，"坏胆固醇"等多项指标必须控制在正常范围值以下，才算是安全的。

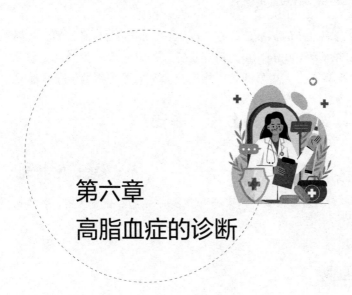

第六章
高脂血症的诊断

第一节　高脂血症的诊断依据有哪些?

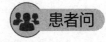 **患者问**

　　大夫, 现在高脂血症的诊断依据是什么呢, 是根据血脂水平诊断吗?

医师答

　　目前生化检测是确诊高脂血症的主要手段。其检测项目主要包括总胆固醇（TC）、甘油三酯（TG）、低密度脂蛋白胆固醇（LDL-C）和高密度脂蛋白胆固醇（HDL-C）等。上述检测项目的正常值: TC 为 2.8～5.4mmol/L; TG 为 0.56～1.56mmol/L; LDL-C 为 1.55～3.19mmol/L; HDL-C 为 0.88～1.76mmol/L。年龄不同其参考值略有差异, 随着年龄增加, 其风险逐渐增高。高脂血症主要分为高甘油三酯血症、高胆固醇血症、混合性高脂血症、低高密度脂蛋白血症。新的标准建议在 LDL-C＞130mg/dL 时开始药物治疗，以 LDL-C＜100mg/dL 为治疗目标，如果未来发生心脑血管疾病的风险很高，应该更早开始药物治疗和采取更严格的治疗目标。

第二节　高脂血症的分型有哪些?

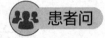

大夫，高血脂有很多种吗? 为什么我母亲是高甘油三酯，和我的不一样呢?

血脂异常分为四种类型。

（1）高胆固醇血症　血清总胆固醇含量增高，超过 5.72mmol/L，而甘油三酯含量正常。

（2）高甘油三酯血症　血清中甘油三酯含量增高，超过 1.70mmol/L，而总胆固醇含量正常。

（3）混合型高脂血症　血清中总胆固醇和甘油三酯含量均增高，即总胆固醇超过 5.27mmol/L，甘油三酯超过 1.70mmol/L。

（4）低高密度脂蛋白血症　血清高密度脂蛋白胆固醇（HDL-C）含量降低，＜9.0mmol/L。

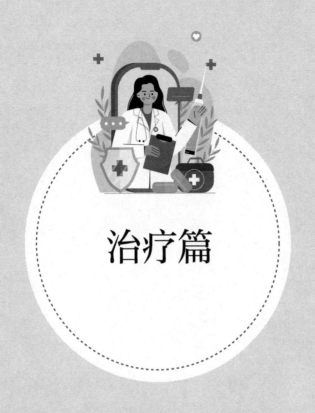

治疗篇

合理用药与否，关系到治疗的成败！

在选择用药时，必须考虑以下几点：①药物的疗效；②药物不良反应的轻重权衡。所谓"合理用药"，简言之，就是对症下药；而"安全用药"主要就是要做到让用药者承受最小的治疗风险获得最大的治疗效果。安全合理用药要根据病情、患者体质和药物的全面情况正确选择药物，真正做到"对症下药"……

第七章
药物与高脂血症

第一节　临床常用的西药类降脂药物有哪些?

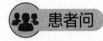

大夫，市面上有好多降脂药，包括中药降脂和西药降脂，临床上常用的西药降脂药物有哪些呢?

医师答

临床上降脂药物有很多种，常用的西药降脂药物大体可分为两类。

（1）主要降低胆固醇药物　包括他汀类（如阿托伐他汀、瑞舒伐他汀、辛伐他汀、普伐他汀）、胆固醇吸收抑制药、普罗布考、胆酸螯合药及其他调脂药等。

（2）主要降低甘油三酯药物　如贝特类、烟酸类及高纯度鱼油制剂。对于严重高脂血症，需多种调脂药物联合应用，才能获得良好疗效。

专家提示

服用降脂药物也需要"管住嘴迈开腿"

血脂异常与饮食和生活方式有密切关系，预防高血脂的发生首要的是管好自己的嘴。

在服药的同时，患者仍需坚持合理膳食和培养良好的生活习惯。在满足每日必需营养需要的基础上控制总能量，合理选择各营养要素的构成比例。应选择胆固醇含量低的食品尤其是多吃含纤维素多的蔬菜，可以减少肠内胆固醇的吸收。

另外还应适当减轻体重和坚持锻炼身体。

第二节　他汀类降脂药的作用机制是什么？

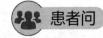

大夫，降脂药有很多种，看到最多的就是某某他汀，这一类药物真的那么神奇吗？他汀类药是如何做到降血脂的呢？

医师答

他汀类药物是羟甲基戊二酰辅酶 A 还原酶抑制药，此类药物通过竞争性抑制内源性胆固醇合成限速酶还原酶，阻断细胞内羟甲戊酸代谢途径，使细胞内胆固醇合成减少，从而反馈性刺激细胞膜表面（主要为肝细胞）使低密度脂蛋白受体数量和活性增加，使血清胆固醇清除增加、水平降低。

他汀类药物还可抑制肝脏合成载脂蛋白，从而减少富含甘油三酯、脂蛋白的合成和分泌。服本类药物后，血清高密度脂蛋白胆固醇水平轻度升高，但其机制尚不清楚。

本药为目前临床上应用最广泛的一类调脂药物。由于这类药物的英文名称均含有"statin"，故常简称为他汀类。

知识链接

他汀类降脂药物除调脂外还有哪些作用？

近年来研究发现，他汀类降脂药物除调脂作用外，还具有非调脂作用。

（1）抗炎作用　研究发现，几乎50%急性心肌梗死和脑卒中患者并无低密度脂蛋白胆固醇水平增高，而是炎症使斑块进展和破裂。对急性冠状动脉综合征患者，早期使用他汀类降脂药物有稳定斑块、减轻心绞痛和避免心肌梗死的作用。

（2）减少血栓危险　血脂纤维帽破裂可使致命性冠状动脉血栓生成。他汀类药物能够改善血管内皮的功能，减少炎症反应，使纤维帽胶原结构降解，从而改变纤维帽完整性，减少血栓形成的危险。他汀类药物可影响一些与血小板激活和促凝有关的因子，提示他汀类药物可能降低血栓形成的危险。

（3）免疫调节特性　他汀类药物具有免疫调节作用，可使移植心脏冠状动脉狭窄加重的程度减轻，减少心脏事件的发生。

第三节　临床常用的他汀类降脂药有哪些？如何使用？

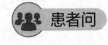

大夫，他汀类降脂药有哪些？什么时间服用？

 医师答

他汀类药物是一个大家族。

第一代：洛伐他汀、辛伐他汀、普伐他汀。

第二代：氟伐他汀。

第三代：阿托伐他汀、瑞舒伐他汀、匹伐他汀。

目前临床上使用较多的是第三代他汀类药物。

根据半衰期不同，服药时间不一样。

① 一般半衰期较短的他汀类药物如洛伐他汀、辛伐他汀、普伐他汀、氟伐他汀普通制剂睡前服用，可在夜间总胆固醇（TC）合成高峰时达到药物浓度高峰。

② 半衰期长的他汀类药物如氟伐他汀缓释制剂、阿托伐他汀、瑞舒伐他汀、匹伐他汀，可每天固定任意时间服用。

药物	服用时间
洛伐他汀	与食物同服可增加吸收,晚餐时服用,qd
辛伐他汀	与食物同服可增加吸收,晚餐时服用,qd
普伐他汀	与食物同服生物利用度下降,睡前服用,qd
氟伐他汀	食物对吸收无影响,晚餐时或睡前服用,qd 注:氟伐他汀钠缓释片可在一天内的任何时间服用,不论进食与否
阿托伐他汀	食物对吸收无影响,可在一天内的任何时间服用,qd
瑞舒伐他汀	与食物同服,吸收速率降低,但 AUC 不受影响。可在进食或空腹时服用,可在一天内的任何时间服用,qd
匹伐他汀	餐后给药与空腹给药相比,T_{max} 延迟、C_{max} 下降,但 AUC 不受影响。睡前服用,qd。也有建议可在一天内的任何时间服用

第四节　他汀类降脂药物的不良反应有哪些？

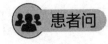

大夫，长期服用他汀类药物会出现哪些不良反应？

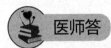

他汀类降脂药的不良反应一般比较轻微，包括头痛、失眠、抑郁、消化不良、腹泻、腹痛、恶心等消化道症状，通常会随继续用药消失；比较严重但极少见的不良反应包括肝损伤和肌病。

肝功能异常是他汀类药物使用中最常见的不良反应，丙氨酸氨基转移酶（ALT）升高大于 3 倍正常上限的发生率为 0.5%～2%，多发生在开始用药后的 3 个月内，呈剂量依赖性。使用常规剂量的他汀类药物治疗时，较少发生肝功能异常；在使用大剂量他汀类药物时，肝功能异常的发生率明显增高。及早发现、及时减量和停药是防治老年人发生他汀类药物相关肝损害的关键。在多数情况下，他汀类药物引起的转氨酶升高若不超过正常上限的 3 倍，多不需要停药，可减少他汀类药物的剂量或换用其他小剂量他汀类药物，同时密切监察肝功能，若转氨酶无进一步升高，降脂药物可以继续服用。如转氨酶升高超过正常上限的 3 倍，应停药并加用保肝药物治疗；转氨酶正常后，可选用其他种类的他汀类药物。发现肝功能异常后，患者必须及时就诊，积极寻找有无诱发肝酶升高的原因，在医生指导下进行治疗。

他汀类药物引起肌损害的发生率是 1.5%～3%，依据症状轻重可表现为：①肌痛或乏力，不伴肌酸激酶（CK）增高；②肌炎、肌痛或乏力等肌肉症状伴 CK 增高；③横纹肌溶解，有肌痛或乏力等肌肉症状并伴有 CK 显著增高（超过正常上限 10 倍），常有尿色变深（棕色）及肌红蛋白尿，并出现血肌酐升高，甚至导致急性肾功能衰竭。由于老年人的肌无力、肌痛等症状常难以与老年性骨关节和肌肉疾病鉴别，需要根据肌酶的变化确定诊断。部分患者有轻至中度的肌酶升高，虽无肌肉症状，也不能排除他汀类药物的不良反应；同时还应除外其他原因所致的肌酶升高，如创伤、剧烈运动、甲状腺功能减退、感染、原发性肌病等。服用他汀类药物后出现肌肉疼痛、肌无力或发现肌酶异常时，患者必须及时就诊，积极寻找有无诱发肌酶升高的原因，在医生指导下决定是否继续用药。通常，肌酶升高超过正常上限的 5 倍，应立即停药。升高小于正常上限的 5 倍，将他汀类药物减量或换用其他种类他汀类药物，同时密切监测 CK、肾功能和尿常规变化。

　　肌病多发生在使用大剂量他汀类药物或与其他药物合用时。服用他汀类调脂药物的患者应尽量避免与大环内酯类抗生素（如红霉素、阿奇霉素）、环孢霉素、部分抗真菌药等药物合用。

第五节　贝特类降脂药的作用机制是什么？

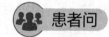

　　大夫，胆固醇高时我们吃他汀类药物就可以，那要是甘油三酯高时选择什么降脂药物呢？

医师答

　　当甘油三酯较高时，我们首选贝特类降脂药物。因为该药物可有效降低甘油三酯 22%～43%，而降低 TC 仅为 6%～15%，且有不同程度升高高密度脂蛋白的作用。其降脂调脂机制为通过抑制腺苷酸环化酶，使脂肪细胞内环腺苷酸（cAMP）含量减少，抑制脂肪组织水解，使血中非酯化脂肪酸含量减少，导致肝脏极低密度脂蛋白合成及分泌减少。同时它可使脂蛋白脂酶的活性增强，加速极低密度脂蛋白及甘油三酯的分解代谢。这些最终使血中极低密度脂蛋白、甘油三酯、低密度脂蛋白胆固醇及胆固醇的含量减少。另外，它还可以通过抑制肝细胞对胆固醇的合成及增加胆固醇从肠道的排泄，使血中胆固醇含量减少。

第六节 临床常用的贝特类降脂药有哪些？如何使用？

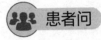

大夫，我前几天体检化验，抽血护士说是我血里都是油——乳糜血，肯定甘油三酯高。等体检报告出来吓坏我了，甘油三酯 16.9mmol/L，我该服用什么药物？怎么服用？这类药物安全吗？都有什么不良反应呢？

医师答

贝特类降脂药物包括：①氯贝丁酯（氯贝特），是临床上应用最早的一种贝特类降脂药物，因为不良反应较多已基本淘汰。②利贝特：25～50mg/次，一日 3 次，口服。③苯扎贝特，氯贝特的衍生物，常用剂量为每次口服 0.2g，一日 3 次，因口服能减少空腹血糖的 10%，多用于糖尿病患者。此外，还有其长效的缓释制剂必降脂缓释片，又名脂康平，常用剂量为每次口服 0.4g，每天 1 次。④氯贝丁酸铝及双贝特，每日 0.5g，一日 3 次，口服。⑤益多酯，为氯贝丁酯衍生物，口服，每次 0.25g，一日 2～3 次。⑥非诺贝特，每次 100mg，一日 3 次，其缓释胶囊为长效制剂，200mg 一日 1 次。⑦吉非贝齐，口服，每次 0.6g，一日 2 次。

贝特类一般比较安全，不良反应发生率为5%～10%。主要为消化道反应：如食欲缺乏、恶心、腹胀等。其次为乏力、头痛、失眠、皮疹、阳痿等。偶有肌痛、血尿素氮增加、氨基转移酶升高，停药后可恢复。

第七节 烟酸类降脂药的作用机制是什么？临床常用的烟酸类降脂药有哪些？如何使用？

大夫，我见到常用的降脂西药有他汀类、贝特类，听您说还有一种烟酸类的降脂药，它不是 B 族维生素吗，如何降脂？怎么使用？都有什么不良反应呢？

医师答

烟酸最早是以 B 族维生素用作营养添加剂，后来人们发现大剂量的烟酸通过减少脂质的生成和促进其分解而具有明显调脂作用。

其机制为烟酸抑制脂肪组织内的甘油酯酶活性，抑制脂肪组织的动员，从而减少肝脏极低密度脂蛋白（VLDL）的合成；增强脂蛋白脂酶（LPL）的活性，促进血浆甘油三酯的水解，降低 VLDL浓度，使 VLDL 向 LDL 的转化减少，从而降低总胆固醇和低密度脂蛋白胆固醇（LDL-C）。

烟酸的衍生物有阿昔莫司、烟酸肌醇酯和烟胺羟丙茶碱等。

烟酸类药的分类

类别	代表药物
烟酸类	烟酸
烟酸衍生物	阿昔莫司

用法如下。

（1）烟酸 有速释剂（普通烟酸）和缓释剂两种剂型。速释剂的不良反应明显，一般难以耐受，现多已不用。缓释型烟酸片的不良反应明显减轻，较易耐受。烟酸缓释片常用量为 1～2g，1 次/

天。一般建议，开始用量为 $0.375\sim0.5g$，4 周后增量至 $1g/d$，逐渐增至最大剂量 $2g/d$。

（2）烟酸肌醇酯　口服吸收后水解成烟酸和肌醇，然后发挥作用。它能缓和与持久地扩张外周血管，改善脂质代谢，并有溶解纤维蛋白、溶解血栓和抗凝血作用。肌醇尚有抗脂肪肝的作用。用法为口服，每次 $0.2\sim0.6g$，每日 3 次。

（3）阿昔莫司　又名氧甲吡嗪、乐脂平，是烟酸衍生物。每次 $0.25g$，每日 3 次，2 个月为 1 疗程。不良反应轻微，是临床上常见的烟酸类降脂药。

（4）烟胺羟丙茶碱　又名烟酸占替诺、利邦芬特。饭后口服，每次 $150mg$，每日 3 次。

本类药物常见的不良反应为暂时皮肤潮红、瘙痒、皮疹。为减少或避免不良反应发生，可以开始用较小剂量，或加用阿司匹林，或饭后服用本药。

知识链接

烟酸具有全面调脂的特点

① 降低总胆固醇 15%～30%，LDL-C 5%～25%，甘油三酯 20%～50%，Lp（a）20%～30%，降低载脂蛋白 B（ApoB）和载脂蛋白 E（ApoE），升高 HDL-C（15%～35%）和载脂蛋白（ApoAⅠ）。在现有的调脂药物中，烟酸升高 HDL-C 的作用最强。

② 是目前唯一可降低 Lp（a）的调脂药物。

③ 改变 HDL 亚组分，提高 HDL-C2/HDL-C3 的比值，增加 ApoAⅠ/ApoAⅡ，增加 HDL 体积，减少 HDL 密度。烟酸降低致动脉粥样硬化的脂质成分，同时升高动脉粥样硬化的保护因子水平。

第八节 胆酸螯合药降脂的作用机制是什么？临床常用的胆酸螯合药有哪些？如何使用？不良反应有哪些？

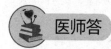 患者问

大夫，听说胆酸螯合药也是一种降脂药物，它如何降脂？怎么使用？都有什么不良反应呢？

医师答

胆酸螯合药（树脂类）属碱性阴离子交换树脂，在肠道内与胆酸不可逆结合，阻碍胆酸的肠肝循环，促使胆酸随粪便排出，阻断其胆固醇的重吸收；上调肝细胞膜表面的 LDL 受体，加速由胆固醇合成胆酸，增加血中 LDL 清除，降低 TC 和 LDL-C。适应证为高胆固醇血症和以胆固醇升高为主的混合性高脂血症。

主要制剂及每天剂量范围为：①考来烯胺（消胆胺）4～16g/d，口服。②考来替哌（降胆宁）5～20g/d，口服，从小剂量开始，1～3 个月内达最大耐受量。③地维烯胺：6～12g/d，口服。

主要不良反应为恶心、呕吐、腹胀、腹痛、便秘。也可干扰其他药物的吸收，如叶酸、地高辛、贝特类、他汀类、抗生素、甲状腺素、脂溶性维生素等。

第九节 不饱和脂肪酸类药物的作用机制是什么？临床常用的不饱和脂肪酸类药物有哪些？如何使用？不饱和脂肪酸类药物的不良反应有哪些？

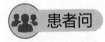

大夫，现在许多人都服用鱼油来降脂，有作用吗？怎么使用？服用安全吗？

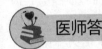

是的，海鱼油也是一种降脂药，属于不饱和脂肪酸类降脂药物。

不饱和脂肪酸类药物是指不饱和脂肪酸制剂，临床常用的有月见草油及海鱼油。

月见草油属亚油酸和亚麻酸制剂，而海鱼油为 ω-3 脂肪酸。ω-3 脂肪酸主要为二十碳五烯酸和二十二碳六烯酸，以海鱼油中含量最为丰富。其调脂机制尚不完全清楚。海鱼油可能抑制了肝内脂质及脂蛋白的合成，促进胆固醇从粪便中排出，减少肝脏对极低密度脂蛋白的合成并降低乳糜微粒水平。因而使甘油三酯水平降低。另外，它还能扩张冠状动脉，减少血栓形成，延缓动脉粥样硬化的进程，减低冠心病的发病率。

药物	用法与用量
月见草油胶丸	口服，每次 1.5～2.0g，每日 2 次
多烯康胶丸	口服，每次 1.8g，每次 3 次
脉乐康	口服，每次 0.45～0.9g，每日 3 次
鱼油烯康	口服，每粒 0.25g，每次 4 粒，每日 3 次

鱼油腥味所致恶心、腹部不适是常见的不良反应。有出血倾向

者禁用。

第十节　胆固醇吸收抑制药的作用机制是什么？

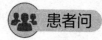

大夫，您听说过依折麦布这个药吗？它是干什么用的？

　　依折麦布是目前唯一一种批准用于临床的选择性胆固醇吸收抑制药，也是 1986 年以来唯一被批准上市的降胆固醇药物。其口服后被迅速吸收，结合成依折麦布-葡醛甘酸，作用于小肠细胞刷状缘，抑制胆固醇和植物固醇吸收；促进肝脏 LDL 受体合成，加速 LDL 清除，降低血清 LDL-C 水平。适应证为高胆固醇血症和以胆固醇升高为主的混合性高脂血症，单药或与他汀类联合治疗。常用剂量为 10mg，每天 1 次。常见不良反应为胃肠道反应、头痛及肌肉疼痛，有可能引起转氨酶升高。

第十一节　普罗布考的降脂机制是什么？用法用
##　　　　　量及不良反应有哪些？

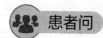

　　大夫，我平时长期服用他汀类药物，这次因脑梗死住院后，又加了一种叫普罗布考的药物，它有什么作用？安全吗？

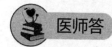

　　普罗布考是一种强氧化剂，具有降低总胆固醇的作用，可抑制

动脉粥样硬化斑块形成。自上市以来，其主要作为降血胆固醇及抗动脉粥样硬化药应用于临床，是一种很强的抗氧化剂。

其调脂机制是增加低密度脂蛋白受体活性，促进低密度脂蛋白的分解代谢，增加胆固醇转运和从胆酸排出。减少肠对胆固醇的吸收，抑制体内胆固醇的合成，使胆固醇水平降低，并有可能渗入低密度脂蛋白颗粒核心中，改变低密度脂蛋白结构，使其易通过非受体途径而被清除。能改变高密度脂蛋白亚型的性质和功能，升高血浆高密度脂蛋白水平，以利胆固醇从病变动脉壁清除。

用法用量：口服，每次 0.5g，每日 3 次。

专家提示

普罗布考的不良反应

① 本品最常见的不良反应为胃肠道不适，腹泻的发生率大约为 10%，还有胀气、腹痛、恶心和呕吐。

② 其他少见的不良反应有：头痛、头晕、感觉异常、失眠、耳鸣、皮疹、皮肤瘙痒等。

③ 有报道发生过血管神经性水肿的过敏反应。

④ 罕见的严重的不良反应有：心电图 Q-T 间期延长、严重室性心律失常（如尖端扭转型室速）、血小板减少等。

⑤ 肝功能生化指标异常，肌酸磷酸激酶、血尿酸、血尿素氮升高。

普罗布考的注意事项

① 服用本品期间应定期检查心电图 Q-T 间期。

② 服用本品期间应定期检查肝功能、肌酸磷酸激酶、血尿酸、血尿素氮等指标。

③ 注意预防并及时纠正低血钾和低血镁。

④ 服用三环类抗抑郁药、Ⅰ类及Ⅲ类抗心律失常药和吩噻嗪类药物的患者服用本品发生心律失常的危险性大。

第十二节　泛硫乙胺和弹性酶的降脂机制是什么？用法用量及不良反应有哪些？

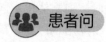

大夫，您听说过泛硫乙胺和弹性酶吗？它们也是降脂药物吗？

是的，泛硫乙胺及弹性酶都具有调节血脂作用。两者的降脂机制不同。

泛硫乙胺是泛酸的生物活性形式，属维生素类。它的分子结构是辅酶 A 的组成部分。其调脂机制是促进血脂的正常代谢，加速脂肪酸的 β-氧化，抑制过氧化脂质的形成及血小板聚集，能明显降低血浆中的胆固醇和甘油三酯，还能防止胆固醇在血管壁的沉积。

弹性酶是由胰脏提取或由微生物经发酵而制得的能溶解弹性蛋白的酶，由 240 个氨基酸组成的多肽，相对分子质量为 25900。其调脂机制是阻止胆固醇的合成，促进胆固醇转化成胆酸，从而使血清胆固醇水平下降。

药物	用法与用量	不良反应
泛硫乙胺	口服，每次 0.2g，每日 3 次	偶见腹泻、食欲缺乏、腹部胀满、呕吐等不良反应
弹性酶	口服，每次 10～20mg，每日 3 次；或肌注，每次 15mg，每日 1 次	发生率较低。偶见过敏，可出现轻度胃肠症状，如腹胀、食欲缺乏等，尚可见肝区痛、口干、嘴唇发麻。轻症无需治疗，可自愈

第十三节 利尿药对血脂的影响有哪些?

　　大夫，我63岁了，患高血压5年了，吃的抗高血压药物有好几种，有氨氯地平、依那普利，另外还有一种利尿药，三种抗高血压药物才能把血压控制好，好几年以前查血脂正常，近期查血脂不正常了，想问一下，是不是服用的抗高血压药对血脂有影响啊?

　　确实，利尿药对血脂有一定影响，也是引起继发性血脂异常的一个药物因素。

　　噻嗪类利尿药短期应用可暂时升高甘油三酯、极低密度脂蛋白胆固醇，轻微增加总胆固醇和低密度脂蛋白胆固醇，但是几乎不影响高密度脂蛋白胆固醇水平。长期服用不一定引起明显的脂质水平变化。而小剂量利尿药对血脂的影响不大，终止用药后，血脂可恢复。噻嗪类利尿药使用剂量越大，对血脂的影响越明显。

第十四节 肾上腺皮质激素类药物对血脂的影响有哪些?

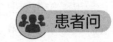

　　大夫，我母亲因为类风湿关节炎长期服用激素（泼尼松），现在怎么脸变圆、肚子也变大了? 这个药对血脂有影响吗?

医师答

是的，您所用的激素属于肾上腺皮质激素类药物，它是指具有与肾上腺皮质激素相似或相同生物活性的药物统称，包括盐皮质激素、糖皮质激素和性激素。

临床上常常可以见到长期服用糖皮质激素的患者出现满月脸、水牛背等所谓向心性肥胖。过多服用激素一方面可促进甘油三酯分解，阻止脂肪细胞摄取葡萄糖，抑制脂肪合成；另一方面增加糖异生而刺激胰岛素分泌使脂肪合成增加。因此，糖皮质激素既促进脂肪分解，又促进脂肪合成，结果使四肢和躯干部脂肪重新分布，引起向心性肥胖。

第十五节　甲状腺激素对血脂的影响有哪些？

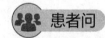 患者问

我半年前开始出现怕冷、全身水肿、脱发、大便干燥，朋友说我可能得甲减（甲状腺功能减退）了，建议去某医院内分泌科就诊，医生初步诊断为甲减，所以给开了两张化验单子，甲状腺功能和血脂。为什么甲减还要查血脂呢？

医师答

甲状腺激素具有影响血清胆固醇产生和降解的作用，会引起血清胆固醇水平增高，其中主要是低密度脂蛋白胆固醇水平增高，较少见甘油三酯增高。

甲状腺功能减退症患者低密度脂蛋白受体环节缺陷，低密度脂蛋白胆固醇与甲状腺激素水平呈明显负相关，而与促甲状腺激素水平呈正相关，故低密度脂蛋白胆固醇可以作为甲状腺功能的间接指

标。继发于垂体功能低下的甲状腺功能减退症患者也可出现血脂增高，在黏液性水肿之后就会出现血脂增高。该病患者的动脉粥样硬化发病率增高可能与高脂血症有关。

反之，甲亢时，体内存在大量的甲状腺激素，加速了机体脂质动员、合成、分解，使脂肪降解作用超出合成比率。总胆固醇、甘油三酯、低密度脂蛋白胆固醇以及载脂蛋白显著降低，高密度脂蛋白胆固醇、极低密度脂蛋白胆固醇也显示了降低趋势。

专家提示

① 明显甲减患者不建议治疗高脂血症，宜到患者甲状腺功能达到正常水平后再准确评估血脂水平。亚临床甲减且合并高脂血症的患者，建议考虑将甲状腺素作为降低 LDL-C 水平的一种方法。

② 甲亢患者应在甲状腺功能正常后重新评估血脂水平。

第十六节　β 受体阻滞药对血脂的影响有哪些?

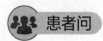

大夫，我高血压好多年了，现在吃着氨氯地平，血压仍不达标，而且心率也快，后来就加上了倍他乐克，目前血压、心率都挺好。倍他乐克这种药物对我的血脂有影响吗?

倍他乐克是一种选择性 β_1 受体阻滞药。这类药物临床常用来减弱心肌的收缩力，减慢心率，从而降低心肌的耗氧量，降低血

压，可治疗高血压病、冠心病、快速型心律失常、心肌病、心力衰竭等。

大剂量β受体阻滞药长期治疗可以对脂质代谢过程产生影响，表现为低密度脂蛋白胆固醇和甘油三酯升高，高密度脂蛋白胆固醇降低。阻断β_2受体是引起脂质谱异常的主要原因，非选择性β受体阻滞药如普萘洛尔更容易引起脂质紊乱；而高选择性β_1受体阻滞药如比索洛尔、倍他乐克对脂质代谢几乎没有不良影响。因此，选择无内在拟交感活性、β_1受体亲和力高或α_1受体阻断作用的β受体阻滞药，可减少长期用药的不良反应，避免大剂量的β受体阻滞药与噻嗪类利尿药合用。它可以增加血清甘油三酯的浓度，降低高密度脂蛋白胆固醇的浓度。

所以，您可以放心服用倍他乐克，它对血脂几乎没有影响。

第十七节　口服避孕药对血脂的影响有哪些？

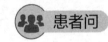

大夫，吃避孕药也影响血脂吗？

避孕药的主要成分是雌激素和孕激素。

雌激素通过促进肝脏极低密度脂蛋白产生而增加血清甘油三酯的水平。孕激素可增加低密度脂蛋白，降低高密度脂蛋白。

服用避孕药的高甘油三酯血症女性患者有时可发生高乳糜微粒血症以及急性胰腺炎。但对大多数妇女来说，服用避孕药较少发生甘油三酯增加；相反，某些类型高脂蛋白血症女性患者服用雌激素可改善血脂异常。雌激素也增加血清高密度脂蛋白浓度，降低绝经后妇女的低密度脂蛋白水平，这似乎是有益的，但需要慎重看待，因为并未见到这些改变能减少女性心脑血管疾病的危险。

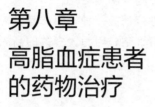

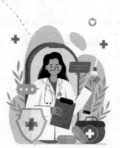

第八章
高脂血症患者
的药物治疗

第一节　高脂血症患者在什么时候采用药物治疗？

我去门诊化验提示血脂高，不知该如何干预？有人说血脂高都与饮食有关，控制饮食就可以；也有人说要赶紧口服降低血脂的药物，不然容易出现冠心病及脑血管疾病。请问大夫，我刚刚诊断高脂血症是不是就要开始口服药物降低血脂了呢？

医师答

一般确诊为高脂血症的患者，并不是刚刚确诊都需要开始药物降脂治疗的。因为很多血脂高的人群往往是体重超重或者肥胖的，平素饮食也是偏油腻、油脂高的情况，因此首先需要经过 3～6 个月的严格低脂饮食，严格减重后复查血脂再评估是否需要开始降脂药物治疗。往往很多患者经过饮食及减重控制后，血脂得到很好的改善，不必口服降脂药物治疗。

但是有以下情况者需要开始药物降脂治疗：①既往已经确诊有糖尿病、高血压、冠心病、脑梗死等病史，患者需要及时降脂药物治疗，有利于防止病情的进展及加重。②血脂化验中有一项甘油三酯，如果这一项超过5.0mmol/L，有可能引起急性胰腺炎，这属于内科急症，因此需要及时进行药物降脂治疗。

高脂血症也属于常见的慢性疾病的一种，因此是否需要开始降脂治疗，需要内科专业医师进行评估，因为大多数的高脂血症患者往往需要终身服药。

降脂药物的疗程是多久，是否都需要终身服药？

一般来讲，刚刚开始口服降脂药物的患者需要4周后复查血脂，观察药物的疗效。等血脂达标后，可以每3个月化验一次血脂，但最长不宜超过6个月。

是否需要终身服药，也不能一概而论。例如有心脑血管疾病，特别是明确有心肌梗死、脑梗死病史的患者，因为需要将低密度脂蛋白维持在1.8mmol/L以下，以防止病情反复，往往是需要终身服用他汀类降脂药物的。即便是没有上述病史，也并不能随意停药，需要经过专业医师的指导，特别是年龄大于45岁以上的人群，为防止出现心脑血管疾病，也是要终身服药的。

如果是单纯的高甘油三酯血症，在进行降脂治疗的同时，经过控制饮食、加强运动、戒酒、严格减重等生活方式的干预后，也是有可能停用降脂药物的。

第二节 是不是所有的高脂血症患者都需要采用降脂药物治疗?

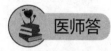 患者问

大夫,我怀孕 3 个月,门诊常规化验提示血脂增高,在孕期是否能口服降脂药呢?比较担心孕期用药会影响胎儿的发育,甚至引起畸形。如果不能口服降脂药物,应如何控制血脂呢?还有什么人群不宜口服降脂药物呢?

医师答

在临床上,并不是所有诊断高脂血症的患者都可以口服降脂药物,那么哪些人群不宜进行降脂药物治疗呢?

① 已经明确妊娠女性不宜使用降脂药物。因为胆固醇及其生物合成的其他产物是胎儿发育的必需成分,使用降脂药物会降低这些生物成分反而影响胎儿的发育。再有控制血脂的根本目的是减少动脉硬化,预防心脑血管疾病,这一病理变化是慢性过程,暂时性血脂增高也不会引起严重的心脑血管疾病,因此不必在孕期急于降脂治疗。那么对于孕妇,在保证孕期均衡营养的前提下,可以通过适当饮食控制及活动,不要使体重增长过快、过多,也有利于血脂的控制。

那么产后是否可以口服降脂药物呢?对于在哺乳期的妇女,也是不建议口服的。尽管降脂药物并不能确定可通过乳汁分泌进入婴儿体内,但是一旦药物通过乳汁分泌进入婴儿体内,那么药物的潜在不良反应可能会影响婴儿的生长发育。

② 因为降脂药物最常见的不良反应是肝功能受损,因此既往有活动性肝炎病史的患者也不宜服用降胆固醇的药物,因为降脂药物主要在肝脏代谢,有可能加重对肝脏的损害。

③ 并非所有的冠心病患者都适合进行降胆固醇治疗，特别是 70 岁以上的老年患者、慢性充血性心力衰竭、老年痴呆、晚期脑血管疾病或有恶性肿瘤的患者，都不宜采取降脂治疗。

第三节　使用降脂药物期间的注意事项有哪些?

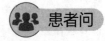

大夫，我服用降脂药物已经 1 年多了，想问一下，服药这么久了，在服用降脂药物的同时，平时我还需要注意些什么呢?

① 进行降脂药物治疗的同时，仍然要坚持改变不良的生活方式。注意严格低脂饮食，加强运动，戒烟戒酒，保持良好的生活习惯。

② 要定期内科门诊复诊。一方面监测血脂是否达标，尤其是低密度脂蛋白胆固醇，以便及时调整药物剂量；另外一方面注意监测肝功能、肌酸激酶等指标，以便早期发现不良反应。

③ 一般来讲，不能同时应用两种同类的降脂药物，以免不良反应加重。严重的高脂血症患者，在单用一种药物无效、需要联合用药时，需要注意不同药物之间相互作用的问题。

④ 选择降脂药物的合适剂量。降脂药物治疗一般从小量开始口服，1~3 个月后复查血脂，及时调整药物剂量，并以最优剂量控制血脂达标。

⑤ 在服用降脂药物期间要注意观察是否出现不良反应。如有腹胀等腹部不适、恶心、厌食、呕吐、肌肉酸痛、乏力、皮疹甚至皮肤出血点、便血等症状，应及时到医院就诊咨询。

⑥ 长期服药，治疗达标。患者口服降脂药物治疗，不能随意停药，要长期坚持，达到药物最佳治疗效果。降脂治疗要监测血脂变化，尤其有心脑血管病史的患者，应使低密度脂蛋白胆固醇控制

达标，减少病情复发。

第四节 降脂药物不良反应有哪些？长期服用降 脂药物安全吗？

大夫，我有高脂血症病史1年，平时也口服降脂药治疗，门诊医生嘱咐降脂治疗需要长期坚持，定期复诊。但我比较担心长期服药会引起很多不良反应，尤其是听说降脂药物会损害肝脏，到底降脂药物有哪些不良反应呢？如有药物的不良反应，长期服药是否不安全呢？

医师答

高脂血症属于内科常见病，口服降脂药物是有效的控制手段。目前在临床上应用较多的降脂药物是他汀类及贝特类，最常见的不良反应是引起肝功能损害。因为降脂药物主要经过肝脏代谢，在服药过程中需要监测肝功能的变化。轻度的转氨酶升高可以继续降脂治疗，但需要继续监测肝功能。当转氨酶升高达到正常值上限3倍以上才需要减量或者停用降脂药，同时进行保肝治疗。一般经过保肝治疗及减量或停用降脂药物后肝功能即可恢复正常，很少引起严重的肝功能受损。其次是引起肌肉损害，患者表现为肌肉酸痛、乏力甚至抽搐，常常是暂时性的，一般停药后即可缓解。最严重的是引起横纹肌溶解症，病情较危急，如果疑似发生立即就诊专科医院。此外还有其他的少见不良反应如血小板减少、周围神经障碍、过敏综合征、粒细胞减少征、过敏性休克、室性心律失常、晕厥、消化道出血等。

总之降脂药物确实可能引起上述的一些不良反应，但是总体来讲，长期服用降脂药物还是比较安全的。但并不是说我们可以忽视降脂药物的不良反应。患者需要按照临床医师的指导意见，定期复诊，监测肝功能、肌酸激酶的变化还是很有必要的，一旦发现类似不良反应的症状需要及时就诊，避免危险发生。

第五节 降脂药物和其他药物联用的禁忌事项有哪些？

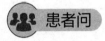

　　大夫，口服降脂药物本身可能出现很多的不良反应，还能和其他口服药物联用吗？我比较担心会不会出现更严重的不良反应呢？

医师答

　　尽管他汀类降脂药物具有较良好的耐受性和安全性，在需要注意降脂药物出现的不良反应中，横纹肌溶解症虽然发生率低，但是最为严重，甚至危及生命。横纹肌溶解症主要表现为急性、严重的肌肉损伤，患者会出现肌肉疼痛、乏力，伴有肌红蛋白尿，继而急性肾功能衰竭，病死率高。正是基于这一病情的危急性，很多药物不能与他汀类药物合用。

　　① 他汀类降脂药与贝特类降脂药、烟酸制剂或免疫抑制药同时使用，有可能引起伴有急剧肾功能恶化的横纹肌溶解症。

　　② 他汀类药物如辛伐他汀、阿托伐他汀等主要经过肝脏代谢，而大环内酯类抗生素如红霉素、克拉霉素、罗红霉素等也经过肝脏代谢，若两类药联合口服，大环内酯类抗生素的代谢会抑制他汀类药物的代谢，从而使他汀类药物的血药浓度升高，导致发生横纹肌溶解症的危险性增加。

　　③ 抗真菌药物如伊曲康唑、酮康唑与他汀类药物合用时，对体内的某一种代谢酶有明显抑制作用，而他汀类药物需通过此酶代谢降解，这样也会导致横纹肌溶解症的危险性增高。因此，长期服用他汀类等降脂药的患者要慎重选用抗生素，尤其是大环内酯类和

抗真菌药物。

④ 普罗布考（丙丁酚）这一降脂药不得与特非那定（得敏功）、阿司咪唑（息斯敏）同时使用，否则有可能引起心电图 Q-T 间期延长和诱发室性心律失常。

⑤ 各种树脂类降脂药不得与降糖药阿卡波糖或降脂药氟伐他汀同时使用，否则可影响后两种药物吸收。必须同时使用时，在医生指导下，延长两类药的用药间隔。与对比剂碘番酸同时使用可影响后者功能，忌同时使用。

第六节　降血脂药物引起肝功能障碍的临床表现是什么？用哪些降脂药物可能引起肝功能障碍，发生肝功能障碍该怎么办？

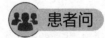

大夫，我 62 岁了。血脂高已经半年，体型偏胖。开始按照医生建议控制饮食、加强运动、减重等改善生活方式来降低血脂，但血脂还未达标，医生建议口服他汀类降脂药物。很多人都说降脂药物伤肝，所有我想了解会有哪些临床表现提示肝功能受损呢？所有的降脂药物都会引起肝功能损害吗？一旦发生肝功能受损，需要立即停药吗？

医师答

降脂药物大多经过肝脏代谢，因此最常见的不良反应是肝功能受损。主要的临床表现是腹部不适、厌食恶心、全身倦怠乏力、皮肤瘙痒等。在降脂药物中，可能引起肝功能受损的药物主要是他汀类和贝特类。但即便发生肝功能受损，也不必过于担忧。在很多临床研究中，在血脂异常的患者中，服用降脂药发生转氨酶轻度升高的概率为 0.5%～2%，发生严重的肝功能受损的概率就更低了。这种情况在服药的 3～6 个月最常见，之后药物不良反应越来越少了，但还是需要定期监测肝功能。一般情况下如果转氨酶只是轻度升高，小于正常值高限 2 倍以内，还是可以继续口服降脂药物的，但需要每 2～3 个月监测一次肝功能。当转氨酶的升高超过正常值高限 3 倍的时候，就需要停用降脂药物了，同时口服保肝药，转氨酶一般会逐渐降到正常。

第七节　什么是横纹肌溶解症？横纹肌溶解症的临床症状有哪些？

　　大夫，您提到了降脂药物的不良反应中有一项是"横纹肌溶解症"，好像还挺严重的。我以前没有听说过这个疾病，横纹肌溶解症具体是怎么回事呢？出现哪些症状提示可能出现这一副作用呢？有哪些具体的临床表现呢？

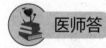

　　人体肌肉分骨骼肌、心肌、平滑肌三种，前二者合称横纹肌。横纹肌溶解综合征是一种由多种原因（挤压、运动、高热、药物）导致的横纹肌急速损伤，肌肉细胞坏死，肌球蛋白溶解入血，尿液中的肌蛋白浓度提高，而伴随有肾功能不全或者肾功能衰竭的疾病，病情一般危急，甚至危及生命。

　　既然横纹肌溶解症病情如此紧急，有哪些临床表现呢？横纹肌溶解症的经典三联征是肌痛、肌无力、茶色尿。具体临床表现有以下几方面。

　　① 尿液颜色异常改变，肉眼可见尿液出现红色、黑色或者褐色的颜色，也称为浓茶样尿液。

　　② 累及病变部位的肌肉损害，出现肌肉疼痛、肌无力、肌肉肿胀症状。

③ 还有一些全身症状，如发热、全身乏力，及血常规提示白细胞和中性粒细胞比例升高等炎症反应的表现。

④ 若病情进展，会累及肾脏功能损害，出现血肌酐升高，甚至急性肾功能衰竭，表现为无尿、少尿、水肿。

知识链接

还有哪些情况可能引起"横纹肌溶解症"？

① 药物如 β_2 受体激动药（如特布他林）、苯丙胺、能够引起低钾血症的药物以及可卡因等药物都可能引起横纹肌溶解症。

② 长时间进行大量运动（例如马拉松比赛），或者平时运动量少而突然增大运动量的人群，肌肉强度突然增大，容易引起肌肉损伤。

③ 某些食物。近年来，小龙虾已经成为很多人非常喜爱的餐桌食物，但是食用小龙虾而引起肌肉疼痛、急性肾功能衰竭致就医的患者越来越多。

④ 肌肉受到挤压，常见于车祸或者地震的情况。

⑤ 癫痫发作。

第八节 高脂血症患者可能于服用降脂药物后多久发生横纹肌溶解症？发生横纹肌溶解症该怎么办？

大夫，听您介绍了横纹肌溶解症，虽然发生很少，却如此严重，很担心。因为降脂治疗是长期的，是不是会一直有横纹肌溶解症的风险呢？早期有什么表现能及时发现呢？一旦发生了怎么办呢？

医师答

横纹肌溶解症确实是降脂药物治疗中较危急的不良反应，发生率约 1/10000，概率还是很低的。降脂治疗是长期服药，这一不良反应常常发生在降脂治疗的用药初期，一般在 3 个月至 1 年的时间，之后的发生率会越来越低。但患者在服药后出现肌肉疼痛、肌肉无力、局部肌肉肿胀、全身乏力、尿液颜色出现酱油色、心跳加快等症状，怀疑出现横纹肌溶解症，要立即停止口服降脂药物，尤其是他汀类药物，尽快到医院就诊。

 专家提示

如何避免发生"横纹肌溶解症"？

① 避免运动过量。平时注意适当运动，参加体育锻炼要循序渐进；不要突然加大运动量；运动前应做准备活动，避免一下子就进行剧烈的、高强度的运动；在运动的过程中，要保证水分的摄入。

② 避免他汀类药物和某些抗菌药物合用，例如大环内酯类抗生素如红霉素、克拉霉素、罗红霉素等；抗真菌药物如伊曲康唑、酮康唑。

③ 服用降脂药物，尤其他汀类药物，要注意监测肌酸激酶（CK）的变化。

④ 避免大量进食小龙虾等食物，尤其是运动之后。体质偏弱的人群也要注意进食小龙虾等应适量。

⑤ 避免在恶劣环境下工作（比如高温引起中暑）。

⑥ 避免过度饮酒。

第九节　口服降脂药物是否会引起胃肠道不适，出现消化道出血怎么办？

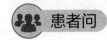

大夫，我听说很多药会伤胃，我平时胃就容易不舒服，可以口服降脂药物吗？我还听说服用降脂药甚至可能会引起消化道出血，会有哪些临床表现呢？应该如何预防呢？

在降脂药物中有一种贝特类降脂药。这类药除了上述提到的肝功能受损、横纹肌溶解症等不良反应，最常见的不良反应是胃肠道不适，如反酸、胃灼热、恶心、腹胀等，甚至出现胆囊结石。大多数患者随着时间延长，是可以逐渐适应的，胃肠道症状也会减轻。但贝特类降脂药针对既往有胆囊疾病及胆结石患者需要慎用。

消化道出血主要的临床表现是腹痛、黑粪或者便血，呕吐物也可能带血。而这种情况常见于口服普罗布考的患者。因此既往有消化道溃疡或者肝硬化食管-胃底静脉曲张的患者需慎用。如果在服药过程中一旦出现上述症状，应立即到医院诊治。

第十节　服用哪些降脂药物可能引起室性心律失常、晕厥？临床表现有哪些？发生室性心律失常、晕厥该怎么办？

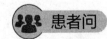

大夫，我 64 岁，女性。门诊化验血脂高，开始口服普罗布考降脂治疗。既往没有心脏病病史。但服用降脂药一段时间后，有时会觉得心慌、气短。心内科医生说可能是药物引起的心律失常。我还能继续口服普罗布考吗？其他降脂药物也会引起心律失常吗？会反复发作吗？

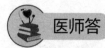 医师答

降脂药物有多种，但并不是所有降脂药物都可能引起心脏不适，这些不适主要的临床表现是气短、眩晕、心慌，严重的甚至出现意识丧失。这表现罕见于降脂药物普罗布考。普罗布考是贝特类降脂药物，在临床中主要用于降低甘油三酯，在服用这个药物的过程当中，一般来讲是不会引发患者出现心律失常的。而他汀类降脂药物主要降低胆固醇，尤其是低密度脂蛋白胆固醇，也很少引起心律失常。

患者如果服药后出现胸闷、心慌、气短等不适症状，考虑可能是因为药物性心律失常引起的改变，首先需要到医院检查一下心电图和动态心电图以明确诊断，听取临床医师建议，根据检查结果选择合理抗心律失常药物治疗，同时也需要及时停止服用可能引起心律失常的药物，避免病情反复出现。另外注意保证休息和睡眠。一般心律失常在治疗或停药后可以恢复正常。

 专家提示

"心律失常"有哪些预防措施？

① 养成良好的生活习惯，居住环境要以安静为主，可以种植花草。要根据自身的身体状况选择适合自身的体育锻炼，如太极拳、气功、散步等。

② 注意饮食结构的调整，在饮食上以易消化、清淡、营养，少食多餐，低盐、低脂、高蛋白、多种维生素为原则，尽量保持标准体重。

③ 心律失常患者避免咖啡及辛辣、刺激、过咸、过甜、过腻的食物。要根据天气变化随时加减衣服。

④ 心律失常患者保持愉悦乐观的心情很重要。

⑤ 心律失常患者除了准备日常的口服药之外，还应该准备一些应急药品，如速效救心丸、硝苯地平等。

第十一节 降血脂药物引起的周围神经障碍有哪些？服用哪些降脂药物可能引起肌肉神经障碍？发生神经障碍症状怎么办？

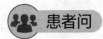

大夫，我身边很多朋友都有血脂增高的问题，有些在积极改善饮食、注意减重，有的已经开始口服降脂药物。尤其是一个朋友最近出现了手麻、脚麻的症状，还以为是脑梗，赶紧到医院就诊，医生排除了脑梗，考虑可能与服用降脂药物有关。口服降脂药物会引起这些症状吗？平时应如何注意呢？

医师答

降脂药物常见的不良反应为肝功能受损、胃肠道症状等，还有一种不良反应称为周围神经障碍。根据流行病学及文献报道研究，证实他汀类药物存在发生周围神经病变的风险，但发生率很低。主要临床表现是手脚麻木、全身乏力，尤其是脚无力、走路摇摆、手脚冰凉；还有一些感觉异常，多发生于面部、头皮、舌头，表现为麻木感、烧灼感、皮肤过敏或疼痛。查体可见肌力下降，浅感觉及深浅反射减退或消失，肌电图表现为神经支配减弱，可伴传导速度的轻度异常。

这些表现要注意与降脂药物引起的肌肉损伤进行鉴别。有些患者在服用他汀类降脂药物后出现乏力、肌肉酸痛，也要及时就诊，完善肌酸激酶的检查，注意是否有可能是他汀类药物引起的肌肉损害，最严重的就是横纹肌溶解症。

　　因为他汀类药物引起周围病变缺乏临床特异性，故对于正在服用他汀类药物的患者，若出现肌无力、皮肤感觉异常等表现，且除外糖尿病、结缔组织病、脑血管疾病及其他药物中毒情况，应高度怀疑为他汀类药物引起的周围神经病变，一旦出现及时就医，进行营养神经等针对性治疗，对于正在服用的降脂药物进行调药或者停药。

知识链接

他汀类药物为什么会引起周围神经障碍？

　　研究提示可能与以下机制有关：首先，他汀类药物可以阻断胆固醇的合成，影响细胞膜的稳定性。其次，他汀类药物亦通过抑制泛醌（辅酶Q）的合成，从而干扰细胞的能量代谢，导致神经细胞微管微丝的合成减少，轴浆运输障碍，进而继发轴索变性或神经细胞凋亡。此外，核层纤维蛋白与肌营养不良糖蛋白在慢性神经病的发病中也起到一定的作用。

第十二节　服用降脂药物引起的过敏综合征及过敏性休克有哪些临床表现？哪些药物可能引起过敏综合征，如何预防？

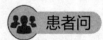

　　大夫，我平时进食牛奶、鸡蛋就有过敏反应，身上就发痒，皮肤

上会起发红的小疹子。像我这种过敏体质可以口服降脂药物吗？如有过敏反应还有哪些临床症状呢？而且我听说甚至可能会出现过敏性休克，是很严重的过敏反应，一旦发生该如何处理呢？

医师答

在所有药物的使用过程中，可能很多人最先考虑到是否会出现药物的过敏反应，这也是临床用药过程中最常见的不良反应。患者根据病情如果需要口服降脂药物，需要了解三个概念：过敏综合征、过敏反应及过敏性休克。

过敏综合征一般常见于服药后1~3个月出现，其主要的临床表现有全身酸懒、体重减轻、关节疼痛等症状。这一不良反应较常见于他汀类药物。患者如有上述症状应及时就医，根据医生指导停药或调整为其他降脂药物。

过敏性休克与上述过敏综合征是有区别的。一般过敏性休克指外界某些抗原性物质进入已致敏的机体后，通过免疫机制在短时间内触发的一种严重的全身性过敏反应，多突然发生且程度剧烈，若不及时处理，常可危及生命。也就是说过敏性休克属于严重的过敏反应，常常发生在特殊体质患者中。主要的临床症状是面红发热，皮肤有荨麻疹，这可能属于一般的不良反应，及时停药并经过抗过敏治疗，症状可以得到明显改善。但是一旦病情急性进展加重，会出现口舌及手脚发麻的症状，甚至呼吸困难、血压下降，此时应考虑发生急性过敏性休克。

最常引发过敏性休克的原因是昆虫刺伤及服用某些药品（特别是含青霉素的药品），还有某些食物（花生、贝类、蛋和牛奶）也会引起严重过敏性反应。而在降脂药物中引起过敏性休克的药物较常见于贝特类降脂药物。过敏性休克属于急性过敏反应，会危及生命，当出现上述不良反应后应立即停药，紧急就医。

专家提示

平时如何预防"过敏及过敏性休克"？

① 既往曾有药物过敏史或者对于某些食物过敏的患者，应主动跟医师沟通药物及食物过敏史，以便临床医生选择不良反应相对较少的药物。

② 尽可能避免接触导致过敏的过敏原，这是最好的预防方法。每次发病后均应回忆发病前有可能接触的食物、气味、药物、环境等原因。如果疾病反复发作，建议到医院进行过敏原的检测。

③ 多吃水果、蔬菜等富含维生素的食物，这些食物中富含的维生素C有助于预防过敏。日常生活中注意保持乐观的心情、良好的心态，减少焦虑、紧张情绪。加强体育锻炼，提高自身的免疫力也很重要。保持环境清洁卫生，尽量避免接触一些容易致敏的尘螨、灰尘、柳絮等，可以戴口罩进行物理隔离。

④ 一旦出现皮肤发红、发痒、皮疹等情况应及时到医院就诊，防止病情进展加重而出现严重过敏反应。平时居家外出可自备一些抗过敏药物，例如氯雷他定、西替利嗪等。

第十三节 服用降脂药物引起的血小板减少有哪些临床表现？哪些药物可能引起血小板减少，如何处理？

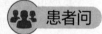

大夫，我59岁。血脂增高近半年，最近开始控制饮食及注意运动锻炼及减重，但是1个月前复查血脂控制尚未达标，临床医生给开了

阿托伐他汀降脂治疗。但是近几天小腿有小红点，赶紧到医院就诊，医生说是血小板减少引起的紫癜，考虑可能与服用阿托伐他汀降脂药物有关。像我这种情况还可以口服降脂药物吗？这是不是属于药物的不良反应呢？

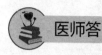

高脂血症患者在服用降脂药物后出现皮肤瘀斑，常见于面部、胸部、下肢等部位，这是降脂药物比较少见的不良反应之一，需要及时到医院化验血常规看血小板计数是否减少。这种不良反应主要常见于他汀类和烟酸类降脂药，一旦发生需要及时到医院就诊，在除外其他因素引起的血小板减少后，才考虑是降脂药物因素。患者一旦出现上述症状及不良反应，要立即停药，因为血小板减少可能会引起胃肠、皮肤甚至重要脏器出血，后果比较严重。

知识链接

严重的血小板减少会造成哪些后果？

（1）失血过多　因为血小板减少会影响人体血液的凝血功能，所以受到外伤时，伤口的血液无法及时凝固，可能会出现流血不止甚至严重失血的情况，需要及时到医院就诊。

（2）皮肤　血小板减少会导致皮肤出现青紫或者出血点，即使受轻微外伤也会出现小的散在性瘀斑，这种情况一般多发于小腿。

（3）黏膜出血和重要脏器（颅内）出血　血小板减少，可能会引起鼻出血、消化道出血，有时还会引起颅内出血，这是相当危险的。

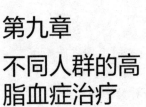

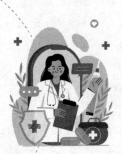

第九章

不同人群的高脂血症治疗

第一节 单纯性高脂血症有哪些?

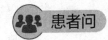

大夫,单纯性高脂血症有哪些呢?

 医师答

单纯性高脂血症包括高胆固醇血症、高甘油三酯血症、低高密度脂蛋白胆固醇血症。

① 高胆固醇血症:表现为胆固醇升高,而甘油三酯正常或轻度升高。

② 高甘油三酯血症:表现为以甘油三酯升高为主,胆固醇和高密度脂蛋白胆固醇水平基本正常。

③ 低高密度脂蛋白胆固醇血症:表现为高密度脂蛋白胆固醇降低,而胆固醇和甘油三酯基本正常。

第二节　高胆固醇血症如何应用降脂药?

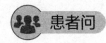

大夫,我体检发现胆固醇偏高,需要用什么药呢?

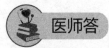

　　首选他汀类降脂药,其他也包括胆固醇吸收抑制药依折麦布和PCSK9 抑制药(目前国内上市的是依洛尤单抗),以及中成药如脂必泰、脂必妥和血脂康等。必要时上述药物可以进行不同组合,因为它们的作用机制不同。推荐顺序参考临床试验的证据、指南的推荐强度、性价比,依次是他汀类、依折麦布、前述中成药和依洛尤单抗。其他药物均不推荐。

　　他汀类药是目前常用的降低血清总胆固醇的首选药物,用于治疗单纯性血清总胆固醇水平增高,也用于以血清总胆固醇水平增高为主且伴有血清甘油三酯水平轻度增高的患者。他汀类药物即羟甲基戊二酸单酰辅酶 A(HMC-CoA)还原酶抑制药,主要用于降低胆固醇,作用机制为在胆固醇合成的早期竞争性抑制 HMC-CoA 还原酶的活性,阻碍甲羟戊酸形成,继而使肝脏内源性胆固醇合成减少。

　　同时,他汀类药物通过阻碍胆固醇的合成,也能代偿性增加细胞膜表面低密度脂蛋白(LDL)受体的合成,使血清中的 LDL 被摄取,经受体代谢途径代谢为胆汁酸排出体外,从而降低 LDL 的水平。

　　此外,较大剂量的他汀类药物也能轻度降低血清甘油三酯水平和轻度升高高密度脂蛋白胆固醇水平。总的来说,他汀类药物降低总胆固醇(TC)及 LDL-C 水平明显,主要用于高胆固醇血症和混合性高脂血症的治疗。

第三节　高甘油三酯血症如何应用降脂药?

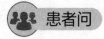

大夫，我是高甘油三酯血症患者，市面上有很多种降脂药，我该如何挑选和使用呢?

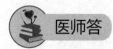

　　高甘油三酯血症是临床上最常见的高脂血症类型之一，可以分为轻、中、重三度，范围在 1.7～2.8mmol/L 为轻度，在 2.8～5.6mmol/L 为中度，超过 5.6mmol/L 为重度。

　　如果您在体检中发现甘油三酯在 1.7～5.6mmol/L 的时候，说明您的甘油三酯已经有轻度至中度增高，由于甘油三酯增高是动脉粥样硬化心血管疾病的危险因素之一，需要采取适当的措施将甘油三酯控制到 1.7mmol/L 以下。甘油三酯超过 5.6mmol/L，其风险更大，并且容易导致急性胰腺炎，需要将甘油三酯降下来。如果甘油三酯轻度增高，主要以饮食治疗加运动锻炼的非药物治疗为主，饮食治疗主要是限制动物的脂肪摄入，尽量不要吃肥肉和大油大脂的食物，运动锻炼要坚持每天中等量有氧运动的运动强度，每天一次，每次持续 30～45min，每周 5～7 次，运动方式可以太极拳、武术、慢跑等多样化，因地制宜，在非药物治疗疗效不够的时候，可以加用药物治疗，当然也可以直接用药物治疗将甘油三酯降到 1.7mmol/L 以下。

　　中度甘油三酯增高需要在以上非药物治疗的基础上，加用药物治疗，降低甘油三酯的药物主要有贝特类药，常用的有非诺贝特和苯扎贝特，它们降低甘油三酯的疗效比较好，是降低甘油三酯的首选药物，甘油三酯目标值是 1.7mmol/L 以下。重度甘油三酯增高即甘油三酯超过 5.6mmol/L 时，除了非药物治疗方法外，单用贝特类药物很难降下来，则在足量贝特类的基础上（这个时候的贝特类主要是非诺贝特或者是苯扎贝特，尽量不要选择吉非贝特）开始加小剂量他汀类药物，可在观察疗效的基础上渐渐增加他汀类药物剂量，尽量将甘油三酯降至正常水平。

第四节　低高密度脂蛋白胆固醇如何选用降脂药?

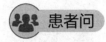

大夫，我这次查血脂别的指标没问题，但是高密度脂蛋白胆固醇低，这种情况需要用药吗? 应该怎么用药?

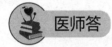

在常用调节血脂药物中，烟酸类药升高高密度脂蛋白胆固醇的效果较为明显，另外大多贝特类药物也有升高高密度脂蛋白胆固醇作用。当冠心病患者低密度脂蛋白胆固醇水平增高伴低高密度脂蛋白胆固醇血症，需采用降脂治疗时，应该选用能升高高密度脂蛋白胆固醇的药物，例如烟酸。如果患者不能耐受烟酸的不良反应，还可以选用他汀类药物，这类药物有轻度升高高密度脂蛋白胆固醇的作用。

高甘油三酯血症伴低高密度脂蛋白胆固醇血症需要治疗时，也应首选烟酸。孤立性低高密度脂蛋白胆固醇血症而无其他血清脂质异常时，不推荐使用升高高密度脂蛋白胆固醇的药物作为冠心病的一级预防。

第五节　什么是非单纯性高脂血症？这类患者如何使用降脂药呢？

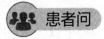

大夫，我一检查好几个血脂指标都高，我应该怎么用药治疗？

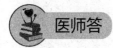

　　非单纯性高脂血症指混合型高脂血症，即血浆中不止一种脂蛋白升高。

　　混合型高脂血症的治疗主要包括用非药物治疗加药物治疗的方法。非药物治疗指的是通过不吃药的手段来降低血脂，主要方法是饮食治疗加上运动锻炼，饮食治疗包括低脂饮食，对含脂肪过多的食品和胆固醇过多的食品要尽量少吃，例如动物的肥肉、海鲜类食物、动物的内脏以及蛋黄等都要做限制。运动治疗包括长期坚持每天一次的运动锻炼，每次持续 45min 左右，不短于 30min，也不宜超过 1h，每周持续 5～7 天，运动的方式可以多种多样，包括游泳、打羽毛球、快走、慢跑等中等量有氧运动。

　　混合型高脂血症的药物治疗主要使用他汀类药物和贝特类药物，具体药物的使用需要看总胆固醇和甘油三酯哪一个升高为主，升高了多少？如果甘油三酯仅仅在 1.7～2.8mmol/L 而总胆固醇增高，可以用以降低胆固醇为主的他汀类药物进行治疗，如果是总胆固醇虽高，但接近 5.2mmol/l，而甘油三酯却大于 2.8mmol/L 的时候，可以使用贝特类药物以降低甘油三酯为主的治疗。如果总胆固醇和甘油三酯都比较高的时候，可以采取他汀类药物加贝特类药物联合使用的方法，但是在使用的时候要注意观察不良反应，这个时候出现不良反应的概率比单用一种药物要高，所以一定要在医生的指导下进行。

专家提示

化验单上的血脂指标均在正常范围内，也要用降脂药？

因个体发生心血管疾病危险的高低不仅取决于胆固醇水平高低，还取决于同时存在的致动脉粥样硬化性心血管疾病等其他危险因素。

医生需要结合现病史、既往史、年龄、体重指数、吸烟和家族史等诸多因素进行总体心血管危险评估，根据危险分层确定治疗目标。危险层级越高，低密度脂蛋白胆固醇水平需要控制越低。如果您已经患有冠心病，低密度脂蛋白胆固醇应小于1.4mmol/L或较基线水平降低幅度大于或等于50%。

因此，化验单中血脂虽然均在正常范围，但是根据个人风险，降脂目标便因人而异，并不是血脂正常就不用服用降脂药物了。

第六节　糖尿病患者如何进行降脂治疗？

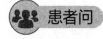

大夫，我62岁了，患有糖尿病6年、高血压7年，大夫说糖尿病要综合管理，不仅仅是控制血糖，还要控制其他危险因素，包括体重、高血压、高血脂，还有抗血小板聚集，大夫说我除了"三高"，加上体重超标，是"四高"，这该如何是好？并且我周围亲戚朋友好多都是糖尿病同时伴随着高血脂，您能给我讲讲该如何进行降脂治疗吗？

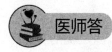

糖尿病高脂血症，其特点是乳糜微粒及极低密度脂蛋白在血浆

中大量堆积，它先导致甘油三酯增高，血浆中甘油三酯和极低密度脂蛋白水平升高的主要原因是胰岛素对甘油三酯的合成及分解代谢影响不均衡。血清甘油三酯水平增高，最终导致糖尿病性高甘油三酯血症。高脂血症合并糖尿病患者发生冠心病概率要比无高脂血症的糖尿病患者高出 3 倍。所以有些医生在给糖尿病患者进行降脂治疗时首先考虑的是降低甘油三酯，故常常使用的是贝特类药物。但是，临床研究证明，糖尿病患者的降脂治疗仍应首先选用他汀类，贝特类和烟酸类为配角，必要时联合使用。

糖尿病患者不仅要控制血糖，还要注意减轻血脂紊乱。使用降脂药物是改善糖尿病患者血脂异常的重要措施，因此，对糖尿病患者应在控制血糖的基础上使用降脂药物。对使用降脂药物时应首选降低低密度脂蛋白胆固醇的他汀类药物。他汀类药物能有效降低 2 型糖尿病患者的胆固醇水平，对血糖无负面影响。必要时可采用他汀类与非诺贝特联用，或在血糖良好控制的情况下与烟酸联合使用。

糖尿病患者进行降脂治疗后，其低密度脂蛋白胆固醇应降低至 2.6mmol/L 以下（未合并心脑血管疾病）或 1.8mmol/L 以下（合并心脑血管疾病）。

第七节　高血压患者如何进行降脂治疗？

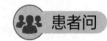

大夫，我高血压好几年了，周围好多高血压亲戚也都有高血脂，我们的血脂控制跟其他人有什么不一样的吗？

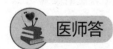

如果把动脉粥样斑块比喻为一锅粥，血脂（主要是胆固醇）就是熬粥用的米，是形成动脉粥样斑块的原料，而高血压就是煮粥的火。我们的动脉血管最内层有一层严密的内膜，平时胆固醇是进不

去的，高血压患者血管内血流压力增高，会破坏血管内膜。当血管内膜出现损坏后，血液中的胆固醇就会进入，在血管壁内逐渐积累并形成斑块。

所以说，要想预防心梗、脑梗，降压、降脂一个也不能少。

高血压病患者的血清胆固醇水平明显升高，或者胆固醇水平虽然不超过普通人的正常水平，但除合并高血压病外，还至少合并有其他三种心血管危险因素，才需要接受他汀类药物治疗。他汀类药物对心血管病的预防仍具有重要价值。

心血管危险因素包括：左心室肥厚及左心室肥厚以外的心电图特征性异常、2 型糖尿病、外周动脉疾病、脑卒中史或短暂性脑缺血发作、55 岁及大于 55 岁的男性、微量蛋白尿、吸烟、总胆固醇/高密度脂蛋白胆固醇≥6 或具有冠心病早发家族史等。

第八节　肾功能和肝功能不好的患者如何进行降脂治疗？

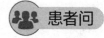

大夫，都说"是药三分毒"，药都伤肝、伤肾的，我本来肝肾功能就不好，但现在血脂高，我怎么吃药呀？

医师答

许多降脂药物能加剧肾脏的损害，具体哪个能加重肾脏损害，要认真阅读药品说明书或向医务人员咨询。肾功能不好患者进行降脂治疗用药时一定要遵守说明书规定的用法用量，并且要在专业医师指导下用药。

许多降脂药物能引起或加重患者肝功能的损害，肝功能不好的患者要避免服用这些能加重肝损害的药物，服用其他药物也要严格遵守药品说明书规定的用法用量。降脂治疗用药过程中要定期进行肝功能检查，一旦发现肝功能异常即马上停药，改用别的药物。

第九节　冠心病患者血脂不高为什么也要服用降脂药物？

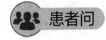

大夫，请问冠心病是如何形成的？为什么在治疗过程中需要服用降脂类药物呢？

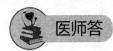

冠心病是由于脂质代谢不正常，血液中的脂质沉着在原本光滑的动脉内膜上，类似粥样的脂类物质堆积形成白色斑块，斑块渐渐增多造成动脉腔狭窄，使血流受阻。这些斑块的生成和增大都与胆固醇密切相关，可以说胆固醇就是粥样斑块的原料，因此降低血液中的胆固醇可以抑制斑块的生长。他汀类药物不仅仅是降低血脂那么简单，还可以稳定斑块，防止斑块破裂，进而预防心血管疾病。所以一般临床上对于患冠心病，尤其是发生过不稳定型心绞痛、心肌梗死患者，都应该遵循医嘱坚持服用他汀类药物。近年来发表的一些临床试验结果一致表明，降低 LDL-C 能明显减少冠心病患者心血管事件的发生率和死亡率。有冠心病或冠心病危险因素者降低 LDL-C 的目标值＜2.6mmol/L。

第十节　甲状腺功能减退患者如何进行降脂治疗？

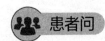

大夫，为什么甲状腺功能减退患者也需要进行降脂治疗？如果需要降脂治疗，应该如何治疗呢？

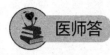

甲状腺素是维持人体基础代谢率的主要激素之一，不仅能促进肝脏合成胆固醇，还能帮助胆固醇及其代谢产物从胆汁中排泄。甲状腺功能减退时体内甲状腺激素分泌减少会导致胆固醇的分解代谢明显减慢，从而导致血清中总胆固醇和低密度脂蛋白胆固醇水平明显升高，其中主要为低密度脂蛋白胆固醇水平升高。对于甲状腺功能减退的患者，与一般高脂血症治疗不同，血脂轻度升高患者可以不必急于服用降脂药，应先治疗甲状腺功能减退，一般情况下，随着甲减病情的控制，血脂水平也会逐渐恢复正常，但对于一些血脂偏高的患者，在补充甲状腺激素治疗的同时，也应进行降低低密度脂蛋白胆固醇的降脂治疗。他汀类降脂药物如普伐他汀、辛伐他汀有很强的降低低密度脂蛋白胆固醇的作用，可以选用这类药物。

第十一节　儿童高脂血症患者什么情况下要进行降脂治疗？可以用哪些降脂药呢？

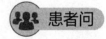

大夫，别人家小孩血脂异常为什么不需要进行降脂治疗，我的孩子却需要进行降脂治疗呢？小孩子高血脂可以选择哪些降脂药物用于治疗呢？

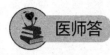

儿童的血脂异常不宜先使用降脂药物，而是应该积极改变不健康生活方式，但对家族遗传性高胆固醇血症的儿童患者，为预防早发的心肌梗死，应使用降脂药物。美国胆固醇教育计划发布了对于10岁以上儿童进行药物治疗的标准，即经6～12个月饮食治疗后，

低密度脂蛋白胆固醇高于 190mg/dL，或低密度脂蛋白胆固醇高于 160mg/dL，同时存在早发冠心病家族史或其他危险因素者，应该经医生决定进行降脂药物治疗。可以使用强效的他汀类药物，如瑞舒伐他汀、阿托伐他汀。

国际允许用于治疗儿童高脂血症的药物十分有限。欧美国家常用降脂药物考来烯胺和考来替泊来治疗儿童高脂血症，长期使用平均降低低密度脂蛋白胆固醇幅度为 15％～20％，在特定情况下，降脂幅度会更大。考来烯胺和考来替泊不良反应很少，未见脂溶性维生素缺乏，也无脂肪痢、钙或维生素 D 代谢紊乱或叶酸缺乏。通常推荐剂量为 2～16g/d。最常见的不良反应包括腹胀、恶心和便秘。我国目前无此药。

第十二节　老年高脂血症患者如何进行降脂治疗？

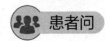

大夫，老年高血脂患者平时都面临什么风险，应该如何治疗？

（1）**药物治疗**　过去人们认为，60 岁以上老年人的高脂血症、糖尿病等代谢类疾病的治疗效果不明显，所以有些医生不提倡对老年患者进行药物治疗。但最近欧美的临床报告表明，对高脂血症老年患者实施药物治疗，可以抑制动脉硬化发展，防止心绞痛、心肌梗死等缺血性心脏病以及脑卒中等的发生和发展。

（2）**饮食治疗**　老年人治疗高脂血症时，通过饮食疗法来降低胆固醇值非常重要。但是，如果对老年人严格限制饮食，可能会导致营养不足、体力下降，所以采取饮食疗法时要认真观察。而且，老年人的个体差别很大，所以治疗时要根据患者的实际年龄及个人的身体状况，实施随机应变的治疗方案。

注意营养均衡，以患者本人喜欢的食物为主制订食谱。尤其要注意不能缺少肉、鱼、鸡蛋、乳制品、大豆等。人步入老年后，食欲下降，容易出现的不是肥胖而是过瘦的问题。一定量的蛋白质、脂肪等对于老年人保持体力是必要的，应尽量选择易消化的食物，并保证食用适量。

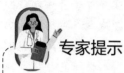

专家提示

老年高脂血症患者当有高血压等并发症时，需要吃抗高血压药。在这种情况下，建议使用不影响脂肪代谢的血管紧张素转换酶抑制药或血管紧张素Ⅱ受体阻滞药、钙通道阻滞药等。

第十三节　老年高脂血症患者使用他汀类降脂药物安全吗？需要注意哪些问题呢？

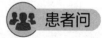

大夫，我听说老年人血脂高不要使用他汀类降脂药物，他汀类药物会导致其他并发症，是这样吗？要是必须用他汀类药物，需要注意什么呢？

医师答

国外进行的老年人群应用他汀类药物治疗高脂血症的安全性实验证明老年人服他汀类没有增加不良反应的发生，安全性良好。美国关于他汀类药物使用安全性的临床建议指出，与男性相比，80岁以上女性服用他汀类后增加肌病的危险性更高。国内研究表明，65岁以上老年人服用他汀类的不良反应发生率较中青年人为多，这可能与老年人往往存在多种合并症和服用多种药物有关，也可能与老年人肝、肾等脏器功能衰退有关。但是这并不意味着这些人或其他高危人群就不能用他汀类治疗，应在医生指导下谨慎使用。

老年患者在使用他汀类药物治疗高脂血症时起始剂量可小些，不宜盲目加大剂量。合并慢性肾功能不全的糖尿病患者发生肌病的危险性较高，也应严密监测。一些老年患者往往并存多种疾病，服用多种药物，加上老年人存在肝肾功能的生理性减退，容易因药物之间的相互作用而发生不良反应。所以老年人服用他汀类药物时应高度重视药物的相互作用，慎重或避免联合使用不必要的有相互作用的药物，同时更应注意按医生要求定期接受相关检测。

第十四节　高脂血症患者进行降脂治疗的疗程如何？何时复查？

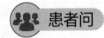

大夫，有没有什么可以迅速降脂的方法，比如加大药量什么的，降脂治疗的疗程一般是多久，在此期间我应该注意什么呢？

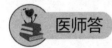

高脂血症患者要在饮食与非调脂药物治疗后 3～6 个月复查血脂水平，如能达到要求即继续治疗，但应每半年至 1 年复查，如持续达到要求，就改为每年复查 1 次。调脂药物治疗开始后 6 周复查，如能达到要求，逐步改为每 6～12 个月复查 1 次，如开始治疗3～6 个月复查血脂仍未达到要求，则调整剂量或药物种类，3～6个月后查，达到要求后延长为每 6～12 个月复查 1 次，未达到要求则考虑再调整用药或联合用药。在药物治疗时，必须监测不良反应，包括肝肾功能、血常规及必要时测定肌酶。

老年的高脂血症患者容易发生冠心病，成年人的防治原则可用于老年人，但药物使用过程中存在不良反应，应注意剂量，降脂不宜过剧、过急。

绝经期之前妇女冠心病发病率低，假如有严重危险因素，可用非药物方法防治。有严重危险因素及高脂血症患者，才需要考虑药物防治。绝经期后妇女高脂血症发生的机会就会增加，冠心病危险性也增高，故应积极治疗。除上述药物外，雌激素替代疗法对降低血脂也有效。

第十五节　什么是强化降脂治疗？哪些人群需要强化降脂治疗？

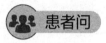

大夫，什么叫强化降脂呀，什么样的人需要强化降脂呢？

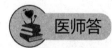

强化降脂治疗就是指对冠心病高危、极高危人群，使用他汀类药物以降低低密度脂蛋白胆固醇，使其达到目标值或比目标值更低。

需要强化降脂治疗的患者主要有以下几种。

① 急性冠脉综合征。

② 冠心病合并多种危险因素，尤其是糖尿病。

③ 发生过心肌梗死、心绞痛或做过冠脉血运重建术的患者。

第十六节　联合降脂治疗的意义是什么？需要遵循哪些原则呢？

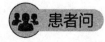

大夫，我看有的人好几种降脂药一起吃，我可不可以也同时吃

几种药来提升治疗效果？如果吃好几种药的话我需要注意些什么吗？

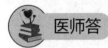

在使用单一降脂药物治疗不能达到满意效果时，就可以考虑联合用药，即联合其他类别的降脂药物。联合降脂治疗的意义如下。

① 混合型高脂血症患者在使用单一降脂药物往往不能使血脂达标，联合降脂治疗可以提高其血脂达标率。

② 虽然增加药物剂量但降脂幅度未能达到预期效果，联合用药可以发挥不同类别药物的互补协同作用，有利于混合型高脂血症的全面治疗。

联合用药一定要在医生的指导下，不能私自用药，否则可能会加速许多不良反应的发生，或者达不到预期的效果。

联合用药时，需要从小剂量开始使用，注意观察患者的不良反应，定期检测安全性指标（如肌酸激酶和肝酶）。一旦发现安全指标明显升高，应减量或终止用药。药物联合使用，一定要认真对待。在仔细监测的前提下，只要掌握适应证和禁忌证，调整用药的剂量，做好监测和随访，联合用药就是有效和安全的。

第十七节　不同类型降脂药物合用有什么具体意义呢？

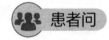

大夫，不同类型的降脂药一起吃有什么具体意义呢？

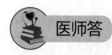 医师答

1. 他汀类降脂药和烟酸联合使用的意义是什么？

烟酸不仅可以降低胆固醇和甘油三酯，还可以升高高密度脂蛋白胆固醇，属于全面调节血脂的药物。但是，烟酸不良反应较多，药物耐受性差，临床上未能广泛应用。近年来，缓释烟酸剂型的上市减少了不良反应，烟酸重新受到人们的重视。高胆固醇血症合并低高密度脂蛋白胆固醇血症或高甘油三酯血症合并高低密度脂蛋白胆固醇血症患者常需要他汀类与烟酸类药物联合使用。他汀类降脂药与烟酸联合治疗可使患者低密度脂蛋白胆固醇降低、高密度脂蛋白胆固醇升高，其幅度大于单独用药。

2. 他汀类降脂药和 ω-3 脂肪酸联用的意义是什么？

深海鱼油中 ω-3 脂肪酸的含量最为丰富，深海鱼油制剂的主要成分为二十二碳五烯酸（EPA）和二十碳六烯酸（DHA）。ω-3 长链不饱和脂肪酸可以降低甘油三酯，没有降低胆固醇的作用。少数临床观察他汀类与 ω-3 脂肪酸联合应用的研究，在使用 ω-3 脂肪酸 3～3.6g/d 的基础上，加用普伐他汀或辛伐他汀 20mg，可进一步降低低密度脂蛋白胆固醇和甘油三酯。

3. 他汀类降脂药和依折麦布联用的意义是什么？

依折麦布可减少肠道吸收胆固醇但并不影响甘油三酯和脂溶性维生素的吸收，属于胆固醇吸收抑制药。他汀类是细胞内胆固醇合成的限速酶，可造成细胞内游离胆固醇减少，加速血液中极低密度脂蛋白和低密度脂蛋白的清除。因此，他汀类与依折麦布合用是从胆固醇吸收和合成的两个不同环节降低血清胆固醇水平，具有互补效果。在降低低密度脂蛋白胆固醇、甘油三酯和升高高密度脂蛋白胆固醇方面要比单一使用他汀类药物要好。另外，依折麦布不经胃肠道吸收，与他汀类不存在药物代谢方面的相互作用，不会增加不良反应的发生。

第十八节　贝特类降脂药和他汀类降脂药联合使用的不良反应有哪些？两种药物连用的话如何减轻不良反应呢？

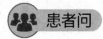

大夫，都说降脂药也有副作用，我这一下吃好几种，会不会副作用更强了？我该怎么注意呢？

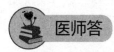

他汀类药物能高效降低胆固醇。贝特类主要用来降低甘油三酯，有时用来升高高密度脂蛋白胆固醇。贝特类或他汀类药物单独使用时，肌病的发生是少见的。据报道，洛伐他汀和辛伐他汀导致严重肌病的发生率为 0.08%，普伐他汀服药治疗患者为 0.09%，但致死性横纹肌溶解症极为罕见。但是他汀类与贝特类联合治疗可增加肌病的发病率。据报道，他汀类和贝特类联合应用后，肌病的发生率为 0.12%，未见横纹肌溶解症。1.14% 患者因肌炎或肌酸激酶升高而停药，0.48% 患者因转氨酶升高而停药。

他汀类与吉非贝齐合用发生肌病的概率要比他汀类和非诺贝特合用发生肌病的概率高，如果选择两类药物联合应用，以他汀类与非诺贝特联用为宜。

对于需要联用患者，以菲诺贝塔和普伐他汀为例，分开服即可，即早上服用非诺贝特，晚上服用普伐他汀。只要错开两药物的浓度高峰，就可避免出现横纹肌溶解症等严重不良反应。

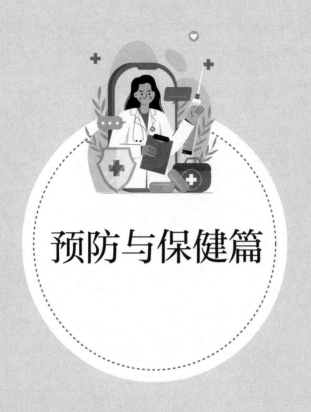

预防与保健篇

预防医学和现代康复医学是新兴的学科，饮食调理和体育疗法是现代预防医学的重要内容和手段。现代人越来越关注身体健康检查的重要性，"预防重于治疗"的观念逐渐落实到我们的生活中。不论是在饮食起居、运动休闲，还是心理照护方面，多已从治病的观念提升到了"预防保健"。

鉴于高血脂是一种慢性的终身性疾病，如果没有高度的自我保健意识及坚强的意志，就很难达到防治的目标。自我预防和保健可以起到药物和医疗技术所不能起到的作用。

由此可见，生命掌握在自己手中，健康长寿之路就在自己的脚下……

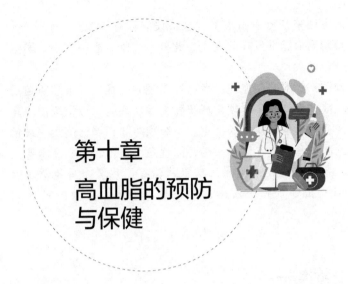

第十章
高血脂的预防与保健

第一节　高脂血症三级预防指什么？

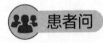

　　大夫，高脂血症应该怎么预防呢？我听医生经常说三级预防，三级预防是指什么呢？

医师答

　　一级预防：高脂血症预防的重点阶段就是一级预防，是针对高脂血症易患人群设定的，目的在于帮助人们纠正造成高血脂的危险行为。

　　二级预防：针对轻中度高脂血症患者，二级预防是重点，主要是为了督促患者积极治疗，预防高脂血症并发症的发生。

　　当患者的血脂水平比正常值稍高时，主要利用饮食疗法和运动疗法来降低。如果这两种方法不能使血脂降下来，就必须采用口服降脂药物的方法来恢复血脂水平。这不仅能够有效改善血脂水平，而且能够预防高血脂并发症的发生。此外，吸烟者必须戒烟，酗酒者要戒酒。

三级预防：针对高脂血症患者已经出现并发症，三级预防是重点。高脂血症并发动脉粥样硬化、胰腺炎等疾病时，应积极治疗高血脂及并发症，以保证病情的稳定。三级预防要在严格落实一级预防和二级预防的基础上，消除不必要的忧愁、惧怕、担心及麻痹大意的心理；定期检查，按医嘱认真服药治疗；并努力避免诱发因素，如长期紧张地加班、长期出差、长期外出、强烈的精神刺激等。

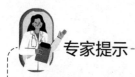

家族有遗传史，可以用他汀类药物来预防高血脂吗？

任何药物都有适应证，意思是在治疗适应证时，已经被证实药物的获益大于风险，就是总体来说能给患者带来获益。预防高血脂并不是他汀类的适应证，就是说用他汀类来预防高血脂并不一定带来获益。

他汀类是在血脂超标时用来治疗高血脂的，尤其是降低总胆固醇和低密度脂蛋白胆固醇。

如果没有糖尿病，没有心脑血管疾病，血脂也达标，不需要用他汀类预防高血脂。预防高血脂要靠健康的生活方式，包括多食蔬果、多食粗粮、不喝酒、不吸烟、少食红肉、多运动等。

若父母都有高血脂，一方面可能有基因的问题，另一方面也可能是共同的生活习惯导致的，所以尤其要注意生活方式是不是健康。此外，要注意定期复查血脂，以便及早发现高血脂并及早治疗。

第二节　如何做好一级预防？

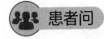

大夫，您说的一级预防，也就是纠正高血脂的危险行为，都有哪些呢？

（1）定期检查血脂　高脂血症的易患人群必须进行定期的血脂检查。几次检查，发现胆固醇和甘油三酯值超过正常值时一定要尽早接受治疗，这样才能预防动脉硬化的发生。

（2）积极减肥　经常通过计算体重指数（BMI）来判断自己体重是否正常，假如已经超重或患有肥胖症的人，要积极减肥，以有效保持血脂水平的正常。

（3）治疗原发病　已经患有糖尿病、甲状腺功能减退症、肾病综合征、肝胆疾病的患者应该积极地进行治疗。

（4）饮食宜清淡粗细搭配　多吃绿叶蔬菜、瓜果，少吃动物脂肪及含高胆固醇的食物，晚餐最好少吃，最好不要吃甜食。

（5）优化生活方式　经常参加体育锻炼，保持良好心态，尽量避免精神紧张、情绪过激、胡思乱想；避免熬夜、过度劳累、抑郁等不良精神因素对脂质代谢产生的影响。

第三节　预防高脂血症的正确饮食方式有哪些？

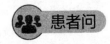

大夫，都说病从口入，我如果要降血脂吃饭需要注意什么呢？

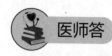

（1）高纤维饮食　饮食中的食物纤维可与胆汁酸相结合，增加胆盐在粪便中的排泄，降低血清胆固醇浓度。富含食物纤维的食物主要有粗粮、杂粮、干豆类、蔬菜、水果等。每人每天摄入的食物纤维量以 35～45g 为宜。

（2）饮茶戒烟限酒　实验研究证明，各种茶叶均有降低血脂、促进脂肪代谢的作用，其中以绿茶降血脂作用最好。科学研究表明，长期吸烟或是酗酒均可干扰血脂代谢，使胆固醇和甘油三酯上升，所以最好是戒烟限酒。

（3）低脂、低胆固醇饮食　高脂血症的老年人要严格控制动物脂肪或胆固醇的摄入，食用油以富含不饱和脂肪酸的植物油为主，如豆油、花生油、玉米油，蛋类每天不超过 1 个，或每 2～3 天 1 个鸡蛋。

（4）限制总能量　老年人的基础代谢率减低，能量需要量要比成年人低。有高脂血症的老年人则更应严格控制能量的摄入，每人每天的能量摄入要控制在 29kcal/kg 之内，折合主食每天不宜超过 300g。营养学家给老年人推荐的食品有馒头、米饭、面包、豆腐、豆浆、牛奶、瘦肉、鱼类以及各种蔬菜、水果。

专家提示

预防高血脂，是不是少吃油就可以？瘦肉可以随便吃吗？

很多患者都认为只有油才是膳食脂肪的唯一来源，因此炒菜少用油就算是限制脂肪了。其实日常食用的很多食物中都含有脂肪。根据它们存在的方式，可粗略分为看得见的脂肪和看不见的脂肪。前者如动物油、花生油、豆油、橄榄油及鸡皮、鸭皮等。看不见的脂肪，存在于瘦肉、蛋类、奶制品、动物内脏、豆制品、硬果类食物（如花生、瓜子、核桃、杏仁、开心果、松子等）里，即使谷类、蔬菜中也含微量脂肪。这些看不见的脂肪恰恰是人们容易过量食入的。例如20粒花生米或者40颗瓜子、2个核桃等都基本上相当于10g纯油脂（约1勺油）的含脂量。

另外，很多人知道肥肉中脂肪和胆固醇含量高，于是认为瘦肉可以随便吃，这也是不对的。同样是瘦肉，猪肉中所含的胆固醇比牛肉和羊肉都高；另外，瘦猪肉中含的饱和脂肪酸比例在肉类里也是最高的。所以，预防高血脂，瘦肉特别是瘦猪肉也不能多吃。

第四节　为什么每天必饮三杯水？

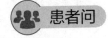

大夫，每天三杯水对血脂有好处吗？

（1）清晨的第一杯水　清晨的第一杯水能够稀释黏稠的血液，促进血液通畅，降低血脂，还能减少脑血栓和心肌梗死的发病率。

（2）睡前饮一杯水　睡前喝一杯白开水，能够使夜间血液循环更顺畅，对降低血黏度非常有利。有些老年人担心睡前饮水会引起夜间尿频，应纠正一下自己的观念。因为老年人膀胱萎缩，即使不喝水，也一样会出现夜尿多的现象。医学专家发现：脑梗死患者在天亮快起床前或刚刚起床后的时间容易发生意外。这类患者的发病原因多为血液黏稠，引起血栓，将血管堵塞。所以患有高血脂的老年人，最好养成在睡前2h饮一杯（250mL）温开水的习惯。

老年高脂血症患者在沐浴前也要喝一杯水，因为长时间沐浴容易造成体内水分流失。及时补水很重要。

（3）夜间饮一杯水　老年人如果夜间尿多，睡前不喝水，夜里醒来或排尿后再不及时补充，是相当危险的。尿得多，又不及时补水，血黏稠度增高，血液循环阻力变大，随时都有可能发生心肌供血不足、心绞痛、急性心肌梗死、缺血性脑卒中等心脑血管疾病。因此，患高血脂的老年人最好在床头放一杯水，以便夜间饮用。

　知识链接

　　清晨一杯白开水，可纠正夜间的高渗性脱水。白开水经煮沸后，杀死了水中的微生物，保留了对人体有益的微量元素。中老年高脂血症患者清晨喝杯白开水，不仅能稀释血液，降低血黏稠度，促进血液循环，还能减少血栓的形成，防止心脑血管疾病的发生。此外，还有补水、利尿、美容等功效。

　　最好不要用果汁、可乐、汽水、咖啡、牛奶等代替白开水。因为大多数碳酸饮料中都含有枸橼酸。枸橼酸在人体代谢的过程中会加速钙的排泄，降低血液中钙的含量，长期饮用易导致缺钙的现象。清晨喝一杯淡盐水也是不行的。人在夜间没有水的补充，然而呼吸、排汗、泌尿却仍在进行中，造成体内大量缺水。假如要是喝了淡盐水，会加重高渗性脱水，令人更加口干。清晨人体的血压最高，喝淡盐水会促使血压升高，不利于健康。

第五节　如何提高睡眠质量？

大夫，别人说睡觉不好对血脂也不好，我怎么能睡得好呢？

医师答

（1）睡眠枕头不宜过高　血脂高的人，其血液流度比正常人慢，睡眠时更慢，如果再睡高枕，那么血液流向头部的速度就会减慢，流量也会减少，这就容易发生缺血性脑卒中。

（2）睡前不宜吃得过饱　饭后胃肠蠕动增强，血液流向胃肠部。因此，流向头部、心脏的血液减少，对高脂血症患者来讲，这样也会增大诱发脑梗死、冠心病的危险。

（3）不宜加盖厚重棉被　将厚重棉被压盖人体后，不仅影响患者的呼吸，而且会使全身血液运行受阻，容易导致脑血流障碍和缺氧，从而使颅压增高，诱发脑卒中。

（4）睡前不宜服大量镇静催眠药及抗高血压药物　因为这些药物均在不同程度上减慢睡眠时的血液流速，并使血液黏稠度相对增加。高血脂患者原本血液黏稠度就高，血液流速相对较慢，容易诱发脑卒中。高血压患者夜间血压会较白天低，也不宜睡前服药。

（5）睡前不宜酗酒、大量抽烟　酗酒后，血浆及尿液中的儿茶酚胺含量会迅速增加，而儿茶酚胺会升高血压，加之高血脂患者易合并动脉粥样硬化和高血压，使血压更加速升高，有可能导致脑卒中和猝死；烟毒可使血管痉挛收缩、血压升高，使血小板聚集形成栓塞，有可能引起心绞痛甚至心肌梗死。因此，睡前要忌酗酒、抽烟。

（6）睡眠时间要合理　正常成年人每天睡眠时间以 8～9h 为宜；对于中老年人，尤其是老年高脂血症患者，睡眠时间应针对身体各项功能相对衰退的实际情况适当延长，每天睡眠时间宜在 10h 左右，夜间睡眠 8.5～9.5h，午间卧床睡 0.5～1h。

（7）起卧顺应节气变化　睡眠应根据四季特点加以调节：春夏季宜晚卧早起，秋季宜早卧早起，冬季宜早卧晚起。

第六节　日常保健六原则是什么?

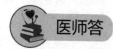

大夫，高血脂日常保健都需要注意些什么呢?

（1）生活要有规律　不能熬夜，尤其是加班、通宵等，这些不良生活习惯都很容易造成脂类代谢紊乱。

（2）调理饮食结构，均衡营养　饮食宜清淡，坚持"三低、三少、两适"的原则：即低脂肪，低胆固醇，低糖；少吃甜食，少吃盐，少用动物油；多吃水果、蔬菜，适量使用豆油、花生油、菜油、麻油。另外，还要坚持饥饱适度，不盲目禁食，否则会加速体内脂肪分解，增加血液中脂肪酸含量，易导致血脂异常。

（3）保持心理健康，培养乐观情绪　精神刺激可使心跳加快、血压上升、血黏度增加，甚至发生脂类代谢紊乱，最后导致高血脂。因此，高脂血症患者要减少心理刺激，适当宣泄愤怒、痛苦、焦虑、抑郁等不良情绪。

（4）适当运动，贵在坚持　中老年高血脂患者可以采用如慢跑、打太极拳、打乒乓球、做体操等适合自己的运动方式。锻炼一定要持之以恒，应避免过度锻炼。

（5）戒烟限酒　烟草中含有的尼古丁和一氧化碳能够抑制高密度脂蛋白胆固醇的升高，是促成动脉硬化的危险因素。研究表明，戒烟后，患高脂血症的危险性可迅速下降50%，甚至与不吸烟者相似。

（6）控制血糖　血糖代谢存在异常就会使血脂升高，增加心脑血管病危险，所以糖尿病患者要在医生的指导下合理应用调脂药物。

第七节　造成高血脂的饮食恶习有哪些?

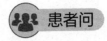

大夫，大家都说高血脂是吃出来的，什么样的饮食会导致高血脂呢？

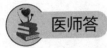

（1）饥饱无度　经常大吃一顿再饿两顿，这样的饮食方式会使身体形成储存食物的惯性，直接导致发胖。

（2）不吃早餐　研究表明，不吃早餐是非常不好的生活习惯，不仅可以造成高脂血症，还可以导致其他多种疾病的发生。调查显示，如果不吃早餐，而在午餐、晚餐时集中进食，那么血液中的胆固醇和甘油三酯都会明显增加。

（3）狼吞虎咽　快速吃饭，会使肠胃摄入过量食物，吃得越快就会吃得越多，进而容易导致肥胖。

（4）饮水不足　新陈代谢需要用水分去"燃烧"脂肪，因此饮水不足，同样会使人肥胖。

（5）餐餐吃得过饱　身体能消化的食物是有限的，吃得过饱，要么排出体外，要么以脂肪的形式储存于体内。科学的饮食提倡的是少食多餐，每天进餐 5～6 次，更有助于体内热量的消耗。

知识链接

人到中年后，身体的各项功能开始逐渐减退，尤其是心脏功能。因此，肥胖的中年高脂血症患者，减肥不宜盲目跟进，不宜采用剧烈的减肥方法，如剧烈运动或服用减肥药物等，而应循序渐进，以缓慢的减肥方式达到减肥的目的。特别是肥胖的中年女性高血脂患者，不要为了减肥而盲目节食，以免损害身体健康。

第八节　儿童时期如何预防高脂血症?

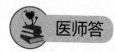 患者问

大夫，高脂血症只有成年人会得吗，小孩子需不需要预防呢?

医师答

（1）及早防御　家族中有原发性高血脂患者的少年儿童及家族中有冠心病和脑卒中患者的少年儿童尤其需要重视，家人应该提高警惕，及早开始防御。

（2）饮食营养　儿童时期的饮食结构要科学，饮食原则上既要营养丰富，又要脂肪含量合理，应鼓励孩子多吃蔬菜、水果，并且经常吃五谷杂粮。

（3）控制饮食　在正常合理的范围内，对儿童的饮食量加以控制，不能纵容孩子贪吃的欲望，尤其是应当限制高能量快餐食品的食用。

（4）控制体重　对于已经开始肥胖的儿童，应通过增加运动量的方式科学控制体重，将体重保持在正常范围内。所以父母应多鼓励儿童多进行户外运动，增加活动量。

第九节　中年时期如何预防高脂血症?

患者问

大夫，我们中年人怎么预防高血脂呢?

医师答

（1）合理饮食　中青年人要想预防高脂血症，就要坚持合理饮

食，这是预防的重要措施。要控制每日饮食总量。日常进食要坚持八成饱，膳食要讲究科学搭配，在确保营养全面的基础上强调低脂饮食，限制食盐的摄入，饮食以清淡为宜。

专家提示

晚餐怎样吃才有助于降低血脂？

医学研究发现，晚餐经常吃得比较丰盛并且爱吃荤食的人，血脂较常人要高 3～4 倍，这主要与体内激素的分泌量有关。一般情况下，晚餐时，胰岛素的分泌量通常会大于升糖激素，晚餐吸收的热量就很容易转变成脂肪堆积。

科学、合理地安排晚餐，不但有利于降低血脂，而且也有利于降低黏度、改善血液循环。高血脂患者晚餐安排应注意以下事项。

① 遵循营养学家强调的"早上吃好，中午吃饱，晚上吃少"的原则。

② 晚餐以清淡的素食为主，每周最好吃 2～3 次全素晚餐，多吃白菜、芥蓝、芹菜、西蓝花等高纤维蔬菜。

③ 改变晚餐丰盛和入睡前吃夜宵的习惯，晚餐尽量安排得早一点儿，如果做不到，可适当推迟睡觉时间或者通过饭后散步来加快多余热量的消耗。

（2）坚持锻炼　中青年人每周应进行 3～5 次运动，每次 30min；适宜的运动种类为散步、游泳等有氧运动。

（3）戒烟限酒　吸烟可使血清甘油三酯和胆固醇水平升高，降低高密度脂蛋白胆固醇水平；同时，长期酗酒和一次性饮酒过量会对体内肝脏代谢产生一系列不良影响，进而会导致血脂水平异常。

（4）药物治疗　如果在改变生活方式之后仍不能有效地预防或达到治疗目标，应在此基础上配合降脂药物治疗。

第十节 老年时期如何预防高脂血症？

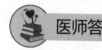

大夫，年纪大的老年人如何预防高脂血症呢？

医师答

（1）调整生活方式 调整生活方式是老年人防治高脂血症最基本的措施，日常生活中需要强调科学膳食、控制饮食、戒烟戒酒，养成良好的饮食习惯；坚持有氧运动，制定适合自己的运动标准和方案；保持积极乐观的心态，避免出现不良情绪。

（2）科学用药 肝、肾等组织器官的功能会随着年龄的增加发生生理性减退，所以老年人在患高脂血症的同时往往合并多种疾病，此时服用多种药物，身体对药物的耐受力减弱。因而用药防治高脂血症的同时应高度重视药物之间的相互作用，慎重或避免采用有相互作用的联合用药。

知识链接

老年高血脂患者能吃肥肉吗？

可以。从营养学方面讲，适当地吃些肥肉是有益于健康的，特别是中老年人常吃一些炖得熟透的肥肉（炖 2h 左右），可以辅助降血脂、降血压、降胆固醇，还有美容等功效。

这主要是因为，肥肉在经过长时间的炖制之后，饱和脂肪酸的含量大幅下降，而对人体有益的不饱和脂肪酸含量升高，并且还保留了猪肉中的 B 族维生素、蛋白质及人体必需的脂肪酸，因此特别适合老年人食用。

需要注意的是，这类肥肉主要指的是肥猪肉，如五花肉、肘子肉上的一部分。炖时最好用高压锅，这样炖得更烂。

第十一节　更年期女性如何预防高脂血症？

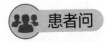

大夫，我妈妈最近更年期了，说更年期激素变化也会影响血脂，我妈妈怎么预防高血脂呢？

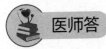

（1）科学膳食　多吃一些富含铁、钙和维生素的食物，降低对胆固醇的吸收。

（2）控制体重　进入更年期后，女性更容易患肥胖症，这是诱发高脂血症的危险因素。从预防高脂血症的角度出发，绝经后的女性应积极控制体重，在合理膳食的基础上进行适量运动，防止超重和肥胖。

（3）调节情绪　更年期女性一般脾气暴躁，从而严重影响自己身体健康和家庭和谐。所以更年期女性应该科学地认识更年期，了解更年期是必然经过的时期，要从知识上、精神上、思想上有准备地去迎接这一自然的生理变化；以良好的情绪积极投入生活和工作有利于充分发挥身体潜能，对提高抗病能力、促进健康、适应更年期的变化均大有裨益。